환자가 된 척추명의가
환자 · 가족 · 의료진에게 제안하는 실천 가이드

신경외과 전문의
파킨슨병
실제 투병기

환자가 된 척추명의가
환자·가족·의료진에게 제안하는 실천 가이드

신경외과 전문의
파킨슨병
실제 투병기

만선滿善 박춘근 지음

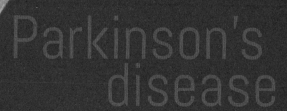

Parkinson's
disease

바이북스
ByBooks

제2의 명의로 거듭난
상처 입은 치유자

● **이성희** 연동교회 원로목사

오래전 전공의가 된 후 입대하여 초급 군의관 장교로 근무하던 한 지인을 만났다. 나는 그때 목사 안수를 막 받은 초급 목사였다. 함께 식사를 나누는 가운데 그분은 나에게 이런 말을 들려주었다.

"스승 사師나 선비 사士를 가진 직업은 돈을 벌 목적으로 그 일을 하면 안 되고 사람을 섬기는 사역자의 자세를 가져야 합니다."

나는 40년이 지난 옛적에 들은 말이지만 지금도 그 말을 생생히 기억하고 가슴에 담고 있다. 그런 의미에서 의사醫師는 그 목적이 돈이 아니라 섬김이다. 그런 의미에서 의사는 사역자이다.

우리 시대 최고의 영성가로 불리는 헨리 나우웬은 그의 저서 《상처 입은 치유자The Wounded Healer》에서 하나님의 사역자들은 예수님처럼 '상처 입은 치유자'라고 하였다. 사역자는 상처 입은 사역자이며, 치유하는 사역자이다. 사역자의 상처는 다른 사람에게 생명을 일으키며 희망을 공급한다. 예수님께서는 '나사렛 예수'라는 호칭을 가지셨다. 나사렛은 당시에 전혀 주목을 받지 못하는 가장 천한 동네이었고, 천민이 우글거리는 동네였다. 그런데 예수님은 화려한 '예루살렘 예수'가 아니고, 다윗의 동네 '베들레헴 예수'도 아니었다. 상처 입은 사람들을 위하여 나사렛 예수가 되시고, 고난을 당하시고 찢기시고 십자가에 못 박히셔서 스스로 온몸에 상처를 가지셨다. 그래서 그 상처로 우리의 치유자가 되신 것이다.

만선滿善 박춘근은 의과대학의 교수였고, 한 분야의 명의였다. 그러나 내게는 '장로님'이란 호칭이 가장 정겹고 부르기 쉽다. 그 분야에서 한국 최고의 명의였던 장로님이 수직으로 발달하는 현대의학도 고칠 수 없는 질병을 얻어 오랫동안 수많은 육체적, 정신적 고통을 겪으며 점점 성숙한 한 사람이 되어가는 과정을 나는 지켜보았다. 섬세한 손놀림이 생명인 외과 집도의로서 손과 온몸이 기능을 상실했다는 것은 죽기보다 힘든 고통이었을 것이다.

그러나 장로님의 정신은 초인적인 강인함이 있었다. 아마 파킨슨병을 앓으면서 장기간 동안 수술에 참여하고, 교회와 사회에서 본인의 책임을 철저하게 수행한 이는 드물 것이다. 장로님은 본인이 앓고 있는 병으로 인하여 환자에게 더 간절하게 다가가며, 하나님을 향한 신앙심으로 교회를 알뜰하게 섬기신 것이다.

장로님이야말로 지금까지 사역자로 살아오셨다. 그리고 이제는 상처 입은 사역자이고, 치유자이며 사역자이다. 어떤 이는 책에서 "상처받은 사람이 치료의 전문가가 된다"고 하였는데 장로님은 이전보다 더 훌륭한 명의이시다. 세상에는 상처 없는 사람은 없다. 온전한 사람은 아예 없다. 세상에 상처 입은 사람들에게 장로님은 '상처 입은 치유자'로 제2의 명의로 거듭나신 것이다. 이런 그의 소명에 대한 열망과 끈질김이 이 책을 집필하게 하였다. 이 책이 상처 입은 자들에게 치유의 메시지가 되기를 바라며 기쁘게 추천한다.

신경외과 전문의 파킨슨병 실제 투병기

환자와 의료진 모두에게 도움이 되는
꼼꼼한 투병 기록

● **이철** 가톨릭의대 명예교수, 이철정신건강의학과의원

박춘근 교수님의 책 출간을 축하드립니다. 책을 다 읽고 만감이 교차했습니다. 가슴이 뭉클했으며, 불굴의 투지에 놀라웠습니다. 왠지 모르게 부끄럽기도 했습니다.

박 교수님은 남이 가지 않는 길을 묵묵히 가면서 개척자 정신으로 척추외과를 발전시켰습니다. 이 분야의 명의로 명성을 떨치던 박 교수님은 절정의 활동기에서 청천벽력과 같은 파킨슨병의 확진을 받았습니다. 일순간 절망의 나락에 떨어졌다고 고백했습니다. "인간은 넘어질 수는 있어도 결코 무릎을 꿇지는 않아"라고 《노인과 바다》의 주인공이 외쳤듯이, 그는 냉정을 되찾고 특유의 돌파력으로 자신에게 닥친 시련에 지혜롭게 대응했습니다. 파킨슨병의 횡포에 채이고 휘둘리면서 절체절명의 위기를 맞이하

기도 했지만, 차분한 마음으로 늘 간절한 기도로써 때론 직관력을 발휘하면서 원만한 투병생활을 해왔습니다.

뛰어난 과학자나 예술가의 창조적인 원동력은 자신의 고질병과 상당부분 연관이 있다고 알려져 있습니다. 지독한 고통을 이겨내는 과정에서 많은 걸작과 성과가 나왔습니다. 극심한 피로감과 고통 속에서도 박 교수님은 발병 초부터 자신에게 나타난 모든 증상과 징후를 여과 없이 드러내 여러 전문가와 함께 예리하게 분석하면서 나름의 독창적인 치료방안을 만들어 실행하기도 했습니다. 박 교수님의 기록과 표현력은 치밀하고 생생했습니다.

저는 이 책이 파킨슨병을 다루고 있는 어떤 교과서나 논문보다도 신선한 감동을 준다고 생각합니다. 파킨슨병 환자를 가끔 진료하는 저에게 이 책은 큰 도움이 되고 있습니다. 저는 이 책이 파킨슨병 환자와 의료진 모두에게 실용적 측면에서 유용할 뿐 아니라 학술적 가치도 적지 않다고 확신합니다.

"나를 파멸시키지 못하는 고통과 역경은 나를 더 강하게 한다"는 니체의 유명한 말이 새삼스럽게 떠오릅니다.

박춘근 교수님의 건투를 빕니다.

추천의 글

한 신경외과 의사의 큰 발자국과 그림자

● **작은 신경외과 의사 손병철** 가톨릭의대 신경외과 기능성신경외과학 교수

박춘근 교수님은 척추수술에만 명의가 아닙니다. 많은 분들이 척추수술 명의로 박춘근 교수님을 기억하고 계십니다. 맞습니다. 그러나 1990년대 중반, 제가 전공의로서 보조의로 참여하였던 박춘근 교수님의 뇌기저부 뇌종양 수술은 아직도가 생생하게 기억하고 있습니다. 뇌 견인을 최소로 자제하면서 안신경, 동안신경 손상 없이 깨끗하게 미세현미경수술을 하셨습니다.

제가 4년 차 전공의 시절, 미세현미경수술의 연장선에서 척추디스크를 현미경을 통한 미세 디스크수술을 시행하였고 저는 그수술을 보조했습니다. 이후 수십 년간 교수님께서는 척추신경외과에서 척추성형술과 최소침습 척추수술을 통해 많은 환자분을 치료하였고, 많은 제자들이 교수님의 가르침을 바탕으로 진료와학문적 업적을 쌓아가고 있습니다.

어깨 너머로 알게 된 박춘근 교수님의 그림자

2000년대 중반, 저는 박춘근 교수님에게 파킨슨병이 발병하지 않았을까 의심했습니다. 불안했습니다. 평생을 다른 사람들 치료만 하던 교수님에게 '당신 자신이 검사와 치료가 필요합니다'라고 권하기는 조심스러웠습니다. 그림자도 밟기 어려운 교수님이자, 선배님이신 교수님께 직접 말씀을 올리기는 실례가 될까 봐 고민스러웠습니다. 저는 파킨슨병 전문의는 아니지만, 1997년부터 본태성 떨림과 만성 파킨슨병에 대한 시상핵절제술과 심부뇌자극술을 시행하여 왔고, 아직도 많은 파킨슨병 환자들의 고통을 함께 나누고 있습니다.

2010년 이후, 마침내 진단을 받고 약물치료를 받고 상태가 호전되는 교수님을 보고 안심했습니다. 그러나, 시간이 가면서 보행장애와 이상운동증으로 힘들어 하는 교수님을 보면서 안타까웠습니다. 정년을 앞두고 개원 봉직의로 새출발하시는 교수님을 보고 파킨슨병의 무서움을 다시 느꼈습니다.

2년 전, 파킨슨병에 대한 수술을 고민하시는 교수님을 뵙고,

신경외과 전문의 파킨슨병 실제 투병기

제가 가진 기술의 한계를 절감했습니다. 수술은 파킨슨병의 완치를 의미하지 않습니다. 뇌수술은 떨림과 강직을 호전시킬 수 있고 약물용량을 줄여서 약물부작용인 비틀림을 호전시킬 수 있습니다. 그러나, 소아마비의 핸디캡을 극복하셨지만, 박춘근 교수님의 목과 어깨의 비틀어짐은 몸의 중심증상으로서 수술로 호전을 기약하기 어려웠습니다. 교수님의 고민을 해결하지 못해 죄송했습니다.

다시 일어나 가르침을 주시는 교수님

이 글에서는 박춘근 교수님 자신의 인생이 잔잔히 정리되어 있습니다. 교수님의 배경과 신경외과 의사, 교수로서의 삶이 기술되었습니다. 가장 공감이 가는 부분은 파킨슨병 투병기입니다. 파킨슨병 환자들의 투병기는 있었지만, 환자를 치료하는 의사가 자신의 투병과정을 솔직하게 남들에게 보여주는 글은 없었습니다. 척수수술의 대가로 학문적 업적을 이룬 의사의 투병기는 더욱 접하기 어렵습니다. 자존심을 접고, 자신의 증상을 솔직하고 담백하게 고민한 과정이 잔잔히 쓰여 있습니다.

이 글을 통해 박춘근 교수님은 자신의 투병과정과 신경외과 의사로서의 인생을 돌아봅니다. 그러나, 저는 이 글이 자신을 위한 글이 아님을 잘 알고 있습니다. 이 글은 저를 포함한 의사, 교수들을 위한 글이 아닙니다. 당신 자신의 고민과 어려움을 솔직하게 고백하여, 파킨슨병 환자들과 이를 치료하는 모든 의료진들, 나아가 우리 사회에 자신의 고민을 바탕으로 어려운 투병과정을 이해하고 치료하는 긴 과정에 대한 이해가 필요함을 피력하는 글입니다.

교수님께서는 항상 기도하고 계심을 알고 있습니다.

박춘근 교수님, 존경합니다.

파킨스병 환자가 된 명의에게 주어진 사명

파킨슨병으로 진단되고 어느덧 13년이 지났다. 파킨슨병 초기에 느꼈던 깨어진 자존심과 참기 어려운 실망감은 더 이상 나를 사로잡고 있지 않다. 직업적으로나 전문분야에서 정상에 도달하였던 나에게 닥쳐온 파킨슨병이었지만 나에게 의사로서 어떤 특혜도, 예외도 허락하지 않았다. 오직 한 명의 파킨슨병 환자일 뿐이었다. 이 사실을 받아들이는 데 13년의 긴 세월이 걸렸다. 지금의 나에게 필요한 것은 의사의 자긍심보다는 환자로서 긍정적 사고와 인내심이다.

수년 전부터 큰딸 소언이의 지속적 권고가 있었다. "신경외과 의사이며 이제 파킨슨병 환자로서 아빠가 감당해야 할 역할이 있을 것이다." 시간이 경과하며 소언의 제언이 가슴에 다가왔다. 비록 13년, 짧다면 짧은, 환자 1명의 경험이지만 파킨슨병의 많은 새로운 증상들이 허니문 파킨슨병 환자에게 초기 약물치료만으로 정상인처럼 지낼 수 있는 시기이 끝나기 전후하여 시간차를 갖고 발현되고 있었다.

　나의 경우 교과서에 기술된 증상에서 치매를 포함한 일부 정신의학적 증상 외에 대부분의 증상이 발현되었다. 이들 대부분의 증상들이 병리적 성격을 파악하고 치료 시 최소한 일시적 호전이 가능하기 때문에 일상적인 생활을 하는 데 일시적 혹은 부분적으로 도움이 되었다.

　실제 파킨슨병 환자인 신경외과 의사의 시각으로 새로운 증상들의 발현과 각각의 대책을 세우고 이때 겪은 치료과정과 경과에 대한 의사로서의 판단을 정리하여 투병기로 제시할 경우, 환자들에게 특히 투병을 시작하는 환자와 가족들에게 가치 있는 가이드가 될 수 있을 것으로 판단되었다.

　13만 명(2021년 건강보험심사평가원 통계)이 넘는 국내의 환자들이 이 책을 이용하여 본인의 증상들을 의사의 입장에서 원인론적으로 구분하고, 환자 각자의 입장에 맞게 대책을 세운다면, 힘든 투병생활을 보다 전문가적 입장에서 해결함으로써 증상이 좀 더 적극적으로 개선되는 결과를 얻을 수 있을 것이다.

나는 파킨슨병과 싸우는 가운데 새로운 사실을 경험할 수 있었다. 허니문 기간이 끝날 무렵 경추부(목)와 흉추부(등뼈) 상부에 극심한 사경Wry neck, 뒤틀린 목 변형이 발생하였다. 치료제인 레보도파에 의한 부작용이 아님을 확인하였다.

나와 같은 척추외과 의사들은 이 경우 망설임 없이 수술을 권한다. 나는 이보다 경한 사경 환자도 목의 전후방을 광범위하게 개방하고 나사와 금속봉을 지지대로 삼아 변형된 척추를 바로 세우는 광범위한 수술치료를 시행함을 원칙으로 하여 왔다. 이 수술치료의 문제점이라면 대부분의 환자에게서 시간이 경과하면 척추변형이 재발한다는 것이었다.

이와 같은 수술결과를 잘 아는 나는 수술 받을지 여부 및 누구에게 수술치료를 받아야 할지를 결정하기 어려웠다. 수술에 대한 많은 것들이 해결되지 않아 판단이 설 때까지 물리치료를 시행하였다.

약 3개월간의 매일(5회/주) 물리치료 후 사경이 거의 회복되어 수술치료가 필요하지 않다고 판단되었다. 이와 같이 내가 경험한 중증 사경에 대한 물리치료의 효과에 대하여는 교과서에도 온전히 기술되어 있지 않았다.

파킨슨병과 같은 질환에서는 환자들뿐 아니라 가족들의 끈질긴 치료 의지가 요구된다. 이 책에 기록된 다양한 증상과 대책은 파킨슨병 환자 본인이 스스로의 상태를 파악하고 어떻게 이겨 나갈지 판단하는 데 도움이 될 것이다.

그리고 치매를 이미 동반한 환자의 경우에는 저하된 인지능력으로 인하여 새로이 나타나는 증상들을 환자 스스로 파악하기 힘들으로, 가족들이 이 책을 통하여 환자상태를 파악하는 데 도움이 될 것을 기대한다.

아울러 의사가 되기를 소망하는 의대생을 비롯하여 의대를 지원하고자 하는 여러 학생들에게 나의 투병기가 의사가 된 후 요구되는 전문의 과정 등 여러 가지 결정을 하는 데 도움이 되었으면 한다.

나는 크리스천이다. 내가 꿈꾸던 의사로서 나름대로 최선을 다한 결과 하나님께서는 척추성형술을 발견하여 국내에 소개하도록 하시었고, 척추 관련 '명의'라는 과분한 이름을 얻게 하셨다. 그런데 병으로 한순간에 모든 것이 무너져 보였으나 파킨슨병의 다양한 증상들이 조절될 수 있음을 파악하게 함으로써, 하나님께서 예전과 같이 구석에 숨어 있는 포스터를 통하여 새로운 치료법 '척추성형술'을 발견토록 하셨듯이 나에게 새로운 길을 보여주셨다고 생각한다.

따라서 이제는 명의名醫가 아니라 명환名患으로 나와 같은 질환으로 고통을 당하는 환자와 가족들에게 확실한 도움의 길을 주려고 한다. 비록 한 환자의 고백적 결과 보고이나 30여 년 신경외과 한 우물만 파던 노의사의 감이 환자의 입장을 어느 정도 대변할 수 있을 것으로 믿는다.

투병 중 새로운 증상이 발현될 때마다 포기하지 말고 하나나 치료하다 보면 삶의 질이 바뀐다. 그렇게 노력한 결과 발병으로부터 13년이 지난 지금 객관적으로도 확인이 가능한 긍정적인 결과를 얻었다. 증상마다 치료 목표를 정하고 노력했더니 삶의 질이 나아지고 상대적으로 편안해졌다.

질병의 생존율死亡率은 변하지 않아도 대응하지 않고 포기하면 여러 증상들이 복합적으로 나타나 해결이 더 어려워지므로 가족도 모두가 포기하게 되고 더 일찍 죽음을 맞을 수밖에 없다. 투병 과정 중에 여러 증상이 나올 수 있으니 그때그때 대책을 세우고 싸워야 한다. 그러면 파킨슨병 환자인 당신의 삶도 긍정적이 될 수 있다.

극심한 피곤감 때문에 한 시간 이상 앉기도 어려웠으나 이를 극복할 수 있게 하시어 집필을 무사히 마치게 하셨으며, 병에 지친 환자와 가족들 그리고 이 병과 싸우는 의사들을 위하여 작은 역할을 하도록 기회를 주신 하나님께 감사와 영광을 올리며 주님께 이 책을 바친다.

나의 손과 발이 되어주며 격려를 아끼지 않은 사랑하는 아내를 비롯한 소언, 소하 아름다운 두 딸들, 늙고 병든 나를 위해 갖은 노력을 아끼지 않았던 신경과, 비뇨의학과, 재활의학과 주치의들 및 바쁜 개업의로서 정신의학과 관련 많은 정보를 제공해 주신 정신건강의학과 이철 원장님, 서울성모병원과 수원성빈센트병원 재활의학과의 치료사 여러분들 그리고 광진구 광진동 우리부모재가요양센터(연락처: 02-447-0447) 센터장 및 소속 요양 보호사들 특히 유주한 선생님, 끝으로 저를 위해 지속적으로 기도해 주시는 친지와 연동교회 교우 여러분들에게 감사를 드린다.

치유의 하나님, 인생을 마무리할 즈음 저에게 닥쳐온 파킨슨 병과의 싸움에서 이기게 하시어 인간의 질환 속에 끊임없이 역사하시어 지켜주시는 주님의 긍휼하심과 사랑이 드러나게 하시옵소서.

차례

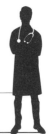

1부

환자가 된 명의

2부

다시 쓰는 나의 투병일지

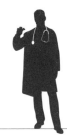

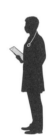

3부

파킨슨병과 어떻게 싸울 것인가

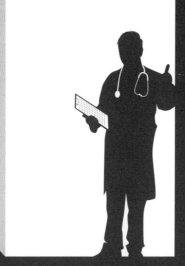

1부

환자가 된
명의

환자가 되니
절실히 깨닫게 된 사실

"박 교수님, 1번 방으로 들어오세요."

재활의학과 외래 앞에서 기다리며 잠깐 졸았던 모양이다. 진료실로 들어오라는 소리에 눈이 떠지며 내 앞의 유리창을 무심코 바라보았다. 그곳에 비친 나의 모습은 새하얀 가운을 입고 10여 명의 직원과 학생들을 위풍당당하게 이끌던 한창 시절의 내가 아니었다. 병원에서 가장 인정받는 의사가 사용하는 1번 방이기에 감회가 남달랐다.

'아, 나는 파킨슨병 환자지!.'

현실로 돌아온 나는, 재활치료실로 들어가면서 잠깐이지만 나의 어린 시절부터 의사가 되기까지, 그 길고 긴 여정이 주마등처럼 스쳐 지나갔다.

나는 1952년생이다. 1952년에는 아직까지 한국 전쟁 중이었다. 이후 소년기의 대한민국은 전쟁 직후인지라 많은 나라에서 원조를 받아 살아가던 때였다. 국민학교(현 초등학교) 1, 2학년 시절 학교에서 학생 모두에게 한 달에 몇 번 미국산 우윳가루를 학생마다 한 보따리씩 배급하였다.

배급 날 항상 배달사고가 있었다. 학교가 끝난 후 동네 친구들과 함께 집에 가는 길 골목길 계단에 앉아 분유를 한 주먹 꺼내 먹고 분유가 묻어 하얘진 얼굴을 서로 쳐다보며 웃던 일이 기억에 새롭다. 그날 저녁에는 예외 없이 설사를 하였지만 학교에서 배급하는 우윳가루를 집에 가져가 쪄서 식사 대신 먹던, 외국의 도움 없이 살기 어려웠던 시절이었다.

중학교 2학년 때 책에서 우연히 발견한 의료선교사이자 오르간 연주자, 음악박사인 슈바이처의 전기를 읽게 되었다. 전기를 읽던 중, 의사라는 직업이 나의 머리를 때렸다. 내가 바라던 삶이었다. 아프리카 같은 개발도상 지역에서 힘들게 살아가는 고통 속의 환자들을 육체적으로 치료하며 선교사로서 환자들의 내적 치유를 하는 것, 이처럼 불우하고 고통 속의 타인들을 돕는 것이 가장 이상적인 삶의 모델이라고 생각되었다.

의대에 진학하려면 학교성적이 매우 좋아야 한다는 말을 들은 나는 중학교 3학년부터 고등학교 때까지 학교공부에 매진하여 가톨릭의대에 입학하게 된다. 젊은 시절 슈바이처의 의료봉사 행적을 따를 수는 없었으나 의대생이었을 때 매년 여름 의대 기독 학생회의 하계 진료봉사에 참여하였다. 또한 내가 출석하던 교회 목사님의 제의로 해외의료선교팀을 조직해 1998년부터 7년간 아프리카, 중남미, 동남아시아 등 오지로 매년 약 열흘간 의료선교를 다녀왔다.

은퇴 후 가능성을 남겨 놓았던 의료 선교사의 꿈은, 내가 가장 활발하게 활동하고 있을 당시 찾아온 파킨슨병과 함께 이룰 수 없는 꿈이 되었다. 그러나 나의 꿈을 사라지게 한 파킨슨병과의 투병은 또 다른 삶의 목표가 될 수 있음을 깨달았다.

척추 관련 의사로서, 과거에는 의학적으로 그 질환의 본질을 파악하고 치료하는 것을 목표로 삼고, 환자들이 전적으로 의사에게 의존하기를 바랐다. 그러나 파킨슨병과 투병하는 환자가 된 지금, 의사는 단지 도움을 줄 뿐이고, 병과 어떻게 싸워야 할지, 어떻게 하루하루의 삶을 극복하여야 할지 판단하여야 하는 주체는 바로 환자인 나 자신이라는 사실을 환자가 되고 15년쯤 지나서야 비로소 절실하게 깨닫게 되었다.

고령화 시대로 접어든 현시점에서 많은 노인병 환자들이 발생하고 있으며, 파킨슨병과 같은 퇴행성 뇌질환에 걸려 만성적인 요소와 생활에 미치는 악영향 때문에 힘들고 어려운 노년 생활을 이어가고 있다. 그들이 희망을 잃지 않고 긍정적 삶을 살아가게 하는 것이 나의 다음 목표이다. 부족하나마 나의 투병기를 통해 패배의식에서 벗어나 보다 나은 삶을 이루기 위한 노력을 보여주고자 한다.

날개를 펼치자마자
폭풍으로 나락에 떨어졌다

독수리 새끼가 벼르고 별러 절벽 끝의 둥지를 벗어나 비상을 시도하려는 순간 거센 바람이 불어와 제대로 날아보지도 못하고 나락으로 떨어지는 것과 유사한 상황을 나의 예에서 본다.

파킨슨병으로 진단될 당시 나에게 가장 불편한 것은 우측 다리의 점차적인 근력 약화 특히 우측 무릎관절 위약과 통증에 의한 보행장애, 우측 어깨관절 통증에 의한 팔의 통증과 경미한 손 떨림(진전)이었다.

나의 우측 다리와 관련된 증상들을 이해하기 위하여는 나의 어린 시절 병력을 아는 것이 필요하다. 첫돌이 막 지난 어느 날 고열과 더불어 전신의 근력이 떨어져 사지가 늘어지는 모습을 보여 근처 소아과로 데려가 진찰을 받으니 소아마비로 진단되었다.

당시(1953년)는 한국전쟁 중이어서 소아마비 예방약이 국내에 없었으며 치료법도 없어 열만 떨어뜨리는 증상치료가 전부였다. 열이 떨어지고 사지마비는 점차 회복되었으나 우측 하지의 마비는 장기간 지속되었는데, 그동안은 양상지와 왼쪽 하지를 주로 사용하며, 오른쪽 하지는 끌면서 기어다녔다고 한다.

그러나 약 1년 경과 후 오른쪽 하지의 근력이 점차 회복되어 절뚝거리며 걷기 시작하였고, 수개월 후 양하지의 굵기 비교 시 다소 가늘어 보이기는 하였지만 내용을 모르는 사람은 양하지 근력의 차이를 깨닫지 못하였다.

군 입대과정에 무리는 있었지만 심지어 군의관으로 3년을 문제없이 복무하였고 공수훈련까지 하였다. 소아마비로 전신마비나 양하지 부전마비가 후유증으로 남아 평생을 휠체어나 지팡이 신세를 져야 하는 환자와 비교할 때 나의 우측하지 상태는 정상인과 구별이 힘들 정도였다.

젊었을 때는 어린 시절 앓았던 소아마비 후유증이 뚜렷하지 않았으나, 40대 후반으로 진입한 이후부터 소아마비를 앓았던 우측 다리의 힘이 약해지며, 매 주말 즐겨하였고 홀인원hole-in-one 기록까지 있었던 골프 스윙에 나쁜 영향을 주는 것을 느끼기 시작하였다.

50대로 들어서면서 다리에 불편함을 느꼈으나, 나는 우측 다리의 노인성 근위축과 함께 근력 감소로 보행장애가 오는 것으로 생각하였고, 오른쪽 어깨는 일종의 오십견으로 추정하였다.

아니 그렇게 믿고 싶었을 것이다. 보행장애는 나이가 들면서 오는 어쩔 수 없는 증세이며, 어깨통증은 나이가 먹어 퇴행성으로 발생한 것이므로 그저 경과를 관찰할 뿐 적극적으로 개선하려고 노력하지는 않았다. 이러한 행태가 의사들이 자기 몸의 질환을 경미한 것으로 결론지으려 하는 경향에서 발생하는 오진의 대표적 예이다.

늑막염을 스스로 진단하던 예리함은 사라지고

본과 4학년 말 준의사로서 누구의 도움 없이 자신의 늑막염을 스스로 진단 내리던 때의 그 예리함은 찾아볼 수 없었다. 이때의 이야기를 돌이켜보면, 본과 4학년이 끝나 가던 시절 과대표로서 시험을 앞둔 본과 4학년 졸업생들을 위해 의사시험 예상문제집 제작이라는 중책을 맡았다. 다른 학생들은 시험공부만 하는데 이 일을 겸하다 보니 엄청나게 피곤하고 힘들었다. 결국 병이 나 시험을 약 3주 앞두고 태어나 처음으로 성모병원에 입원하는 사건이 터졌다.

하루는 고열이 나고 숨이 가쁘며 기침이 나 감기로 생각하고 함께 공부하던 곳을 떠나 집으로 돌아와 안정을 취하였다. 누워서 자가 진찰로 양측 가슴을 타진percussion : 가슴이나 복부를 두들겨보는 것해보니 왼쪽 가슴의 진동이 감소되었음을 느꼈다. 이는 늑막염의 전형적 소견이었다.

가슴이나 복부를 손끝으로 두들기면 정상일 경우 빈 통을 칠 때의 진동이 손끝에 느껴진다. 그러나 늑막염으로 인해 흉부나 복부에 감염성 체액, 감염에 의한 농 혹은 혈액이 흉곽이나 복강에 채워져 폐나 장기를 압박하는 경우 숨이 차고 타진 시 빈 공간에서의 울림이 느껴지지 않는다.

확진을 위해 청진기를 대보니 오른쪽과 달리 왼쪽 폐의 호흡하는 숨소리가 들리지 않았다. 이는 흉부에 고인 늑막염으로 발생한 염증성 체액에 의한 것이라 생각하여 늑막염을 더욱 강력히 의심할 수 있었다.

어머님과 함께 병원에 가 학생담당 교의였던 내과 교수님께 나의 자가 진찰에 의한 소견들을 근거한 예진결과를 말씀드렸더니 가슴 방사선 검사로 왼쪽 흉곽내 체액이 차 있음을 확인한 후 '명진단'이라고 칭찬하시며 어머님께도 나를 치켜세워주셨다. 즉

시 입원하여 왼쪽 흉곽 내 튜브를 삽입한 후 약 1,000cc의 늑막액을 배액하자 숨이 차지 않았다. 진단명은 결핵성 늑막염이었다.

당시 1970년대에는 결핵환자가 많아 특별한 원인 없이 발생한 늑막염은 확인 전까지 결핵성으로 인식하는 것이 통례였다. 입원 1주일, 1년간 항결핵제를 복용하기로 하고 퇴원하였다. 병원을 퇴원한 지 2주 지나 의사국가고시가 있었다. 당시 본과 4학년 친구들과 가족들은 상대적으로 시험준비가 부족하였던 나를 염려하였으나 아무 문제 없이 합격하였다.

이 사건이 나의 의사로서 생애 중 첫 번째 임상진단이며 예비의사의 성공적인 시작이었다. 이는 나의 오랜 의대생활을 통해 무엇을 얻을 것인지, 어떻게 의료를 행해야 할지를 깨닫는 계기가 되었다.

이후 병원에 내원하는 환자에게 병력과 진찰을 통한 예진 후 정밀검사를 통해 예진이 확진되는 과정과 결과에 남달리 지대한 관심과 흥미를 갖게 되었다.

30여 년이 경과하며 이와 같은 초임 의사의 진단적 예리함이 자기중심적 편협성 때문에 오래된 부엌칼처럼 무디어진 것이다.

우여곡절 끝에 최종 결정한 평생 전공과목

목표 전공과목으로 외과계를 결심하기까지는 세 번의 변화가 있었다. 의대 입학 전부터 질병을 앓고 있는 어린이들에 대해 안타까움과 평소 귀여워하던 어린이를 위한 생각으로 소아과를 고려하였으나 의대 고학년 임상실습 중 아파 울기만 하는 어린이가 결코 귀엽지만은 않았다. 또한 무의촌 진료시 같이 온 내과 전공의들의 박식함과 쉬는 시간마다 외국논문을 읽는 것이 멋있어 보여 무의촌 진료 후부터 내과를 고려하기 시작하였다. 하지만 결국에 군병원에 외과 보조의로 근무하며 6개월 경과 후부터 수술을 집도하다 보니, 외과계가 원인 제거를 통해 병을 완치시킬 수 있다는 매력에 끌려 군의관 복무 중 외과계로 최종 결정하였다.

따라서 군복무 기간은 나로서는 중요하고 의미 깊은 기간일 수밖에 없었다. 군의관 시절 나의 직속 상관이자 멘토였던 일반외과 강병주, 신경외과 김종현 두 선생님의 말씀이 지금도 기억난다.

"아는 것은 많은데 고치는 것이 별로 없는 과가 내과, 아는 것은 적은데 고치는 것은 많은 과는 외과, 끝으로 아는 것도 적고, 고치는 것도 적은 과가 정신건강의학과다."

나는 군의관 경험을 통해 깨달은 것은 내과보다 아는 것은 적으나 치료는 확실히 할 수 있는 '외과의사'가 되어야겠다는 것었이다. 춘천군병원 군의관시 외과계 보조의는 상대적으로 바빴으나 수술법을 전수받으며 많은 것을 배울 수 있어 나에게는 1년 반의 보조의 생활이 행복 그 자체였다. 비록 병원 생활이 바빠 다른 일반군의관들처럼 영어 회화, 운전면허 획득 등 전역 후 준비를 하거나, 개업가 병·의원 당직으로 돈을 벌지는 못했지만 보조의를 한 지 1년도 못 되어 주말 당직 중 응급실로 내원한 급성충수염속칭 맹장염과 급성 요추간판탈출증을 혼자 수술하게 되었다. 2년 차에는 급성충수염 파열에 의한 복막염까지 수술할 정도로 수술능력이 향상되었으며 수술 후 전해질과 체액 조절 등 수술 후 처치도 하는 등 웬만한 레지던트 역할을 감당할 수 있게 되었다.

무엇보다 중요한 것은 내가 내과계보다는 외과계에 더 자질과 소질이 있음을 깨닫게 된 것이며 외과계 전공으로 인생의 목표가 바뀌게 된 계기였다는 것이다.

예상 밖의 군의관 입대와 춘천야전병원 근무, 두 멘토 선생님들과 1년 반 동안의 만남과 주말 응급실로 내원한 급성충수염 혹은 디스크를 혼자 수술하는 등 레지던트 역할을 하였던 것은 마치 나로 하여금 외과를 선택하도록 누가 철저하게 기획하고 각본대로 시행한 것 같았다. 즉, 레고에서 이미 결정된 형상의 조각들을 끼워 맞추기만 하면 되듯이 미리 짜인 각본에 따라 여러 사건들이 연결되어 일어난 느낌이었다. 이는 두말할 것 없이 하나님의 섭리 아래 일어난 일일 것이다.

1979년 전역 당시 외과계라 하면 일반외과, 정형외과, 신경외과, 성형외과, 흉부외과가 있었으며, 수술치료는 하지만 전형적 외과는 아닌 산부인과, 이비인후과, 안과, 비뇨의학과가 있었다. 다섯 가지의 외과 중 신경외과를 선택한 이유는 본과 1학년 때 배웠던 신경해부학에 대한 호감과 흥미가 남달랐던 기억 때문이다. 이때 쌓아 놓은 신경해부학에 대한 지식은 전공의 과정 중 뇌나 척수 질환의 병적 원인과 수술법을 이해하는 데 큰 도움이 되었다.

다른 하나는 과에 대한 경외감과 자긍심이다. 뇌와 척수는 두개골과 척추로 완전히 둘러싸여 있다. 이는 중요 인체 구조물의 보호장치이며 조물주의 'No man's land', 즉 인간이 가급적 건드리지 말라는 의미로 이해된다. 신경외과 의사는 평범한 의사들이 손을 댈 수 없는 인체 구조물, 중추신경계를 싸고 있는 뼈 구조물에 입구를 만들고 들어가 신께서 구분하여 창조하신 뇌와 척수를 수술하도록 면허를 받은 사람이다. 따라서 신경외과 의사들은 자기 전문과목에 대한 경외감과 신경외과 의사로서 자긍심을 갖고 있다.

어느 신경외과 전공의의 24시간

1980년대 초 당시 신경외과 수련을 받던 전공의 하루 생활을 보면 얼마나 과중한 업무에 시달렸는지 알 수 있을 것이다. 레지던트(전공의)는 4년간 수련을 받게 되는데, 가톨릭의대에는 연차마다 2명의 전공의가 있어 총 8명의 전공의로 구성되었다.

주임교수가 있어 본부 역할을 하는 병원은 서울성모병원으로서 신경외과를 개설한 산하의 부속병원들이 총 다섯 개가 있으며 각 부속병원에 전공의를 한 명씩 파견하였다.

보통 6개월간 파견 근무를 하는데 6개월 내내 당직을 해야 하는 상식적으로 이해를 할 수 없는 상황이 당시에는 당연한 것이었다. 병원 과장의 재량에 따라 토요일 저녁에 내복과 양말을 새로 갈아입기 위해 집에 가 하룻밤을 자고 일요일 아침 일찍 병원에 돌아오는 것이 통례였다. 단 토요일 오후 응급수술이 없는 것을 전제로 한 것이다.

평일 응급 수술이 없는 경우는 새벽 대여섯 시쯤 일어나 세수를 하는 둥 마는 둥 입원 환자들을 돌아보며 수술창 드레싱을 한다. 시간이 허락하면 아침식사를 한다. 8시 아침회의가 끝나자마자 8시 반부터 수술실로 들어가 준비 후 제1조수로 참여하며, 통상 1 내지 3개의 수술을 마치고 나간다.

신경외과 전문의 파킨슨병 실제 투병기

입원 환자들의 다음 날 처방을 낼 때쯤이면 날은 어두워지고, 과장님으로부터 지시를 받아 준비하는 저널의 새로운 발표과제를 읽다 보면 새벽 3시가 넘어 책상에서 깊은 잠에 빠진다. 그러나 응급수술과 예상치 못한 과 회식이 있는 경우 모든 것은 엉망진창이 되고 밤을 새게 된다.

　현재 일반외과 1년 차로 근무 중인 둘째 딸 소하의 말에 의하면 일의 고됨은 나의 전공의 1년 차 시절과 유사한 듯 들렸다. 그러나 매일 당직은 없고 당직 후 쉴 수 있다는 것이 크게 개선된 점이라고 생각했다.

　이렇게 바쁘게 지내다 보니 어느덧 5년의 인턴, 레지던트 수련기간이 끝나고 전문의 시험을 치게 되었다. 전문의 시험도 의사시험처럼 팀을 짜서 준비하였다. 전통에 따라 서울대팀, 연대-가톨릭 연합팀 및 지방의 몇 팀으로 나뉘어져 팀별로 모여 교과서로 지정된 원서를 각자 읽어 토의하고 마지막 몇 주 동안은 각 대학에서 출제위원으로 들어간 교수의 평상시 문제를 팀 간 교환하여 준비하였다.

　연세대와 연합팀에서 함께 공부하고 척추학을 부전공으로 하며 평생친구가 된 사람이 오성훈 원장으로서 최근까지 종종 만나 부부동반으로 식사를 한다. 결과적으로 교환하였던 문제들이 큰 도움을 주어 신경외과 전문의 응시자 중 한 명의 실패 없이 전원

합격하였다. 1984년, 신경외과 전문의가 되었으니, 의대졸업 8년 만의 결실이었다.

부전공으로 선택한 블루오션 척추외과

우선 척추 내 신경해부학적 구조는 뇌와 비교 시 단순하여 신경학적 진단이 쉬우며, 치료계획과 예후 판정이 상대적으로 용이할 뿐 아니라 응급상황이 적어 스트레스가 적다. 일반적으로 수술을 앞두고 아침 회의에서 담당과 의사들이 모두 모여 진단과 수술 방식에 대한 부분을 의논하는 자리를 가진다. 그 당시 척추외과는 신경외과 의사들에게는 익숙하지 않은 분야였기 때문에 아침 회의에서 척추질환의 진단과 수술치료 결정 등에 큰 영향을 끼치지 못하였다.

척추외과를 표방할 때만 해도 가톨릭 의대 내에 척추만 수술하는 사람은 내가 유일하였고, 대부분의 신경외과 의사들은 뇌를 위주로 하였으며, 척추는 척추종양과 디스크 등 제한된 질환들에 한하여 가끔 수술하였다. 따라서 당시 척추외과는 신경외과로서는 일종의 블루오션, 잠재적으로 성장 발전 가능성이 큰

분야였다.

나는 환자가 몰려와 바쁘기 시작했던 2000년 처음 팰로우를 받았는데 현 서울성모병원 척추센터장인 류경식 교수였다. 이후 매년 1명에서 2명씩 척추 팰로우가 수련받고 배출된다. 현재는 척추외과가 신경외과의 중요분야로서 확고한 자리를 잡아 서울성모병원뿐 아니라 6개 부속병원들에도 척추신경외과가 개설되어 병원당 2명 이상의 척추외과 교수들이 근무하고 있다.

내가 2010년 파킨슨병으로 확진을 받을 때는 1999년 척추성형술을 국내 처음 발표한 이후 약 10년이 경과한 시점이었다.

척추성형술을
국내 최초로 시행하다

　1998년 2월, IMF 사태의 절정기로 미화 1달러가 한화 1,700원을 상회하던 시절, 매년 초 정기적으로 미국에서 개최되는 미국 신경외과 척추학술대회가 캘리포니아 LA 인근에서 변함없이 개최되었다. 평소 같으면 최소 30여 명의 한국 신경외과 의사들이 참석하였을 터인데, 이 학술대회는 나를 포함하여 불과 5명가량의 적은 인원이 참석하였다. 달러화도 비쌀 뿐 아니라 시국이 뒤숭숭하였기 때문일 것이다. 그러나 이 학회는 내 인생의 큰 전환점이 되는 큰 사건을 겪게 하였다.

　통상 의학학술대회에서 연구발표는 연구저자가 슬라이드를 제작해 단상에서 직접 발표하거나 포스터로 간접 발표하게 되는데, 나는 단상발표를 듣는 것을 선호하였다. 포스터 발표는 발표

전 객관적 평가에서 낮은 점수를 받는 경우가 많아 대부분 중요하게 생각하지 않았으며, 포스터를 돌아볼 시간도 넉넉하지 않았기 때문에 관심을 갖지 않았다. 그러나 이 학회에서는 우연히도 평소와 달리 단상발표 대신 포스터가 보고 싶어 시간을 내었다. 그중 한 포스터에서 내가 얻게 된 정보로 골다공증성 척추골절 환자의 치료에 한 획을 그은 계기가 되었다. 이를 고려할 때, 나의 이와 같은 예외적 행보는 하나님의 이끄심이었을 것으로 확신한다.

인생을 바꾼 포스터 한 장

학술대회 이곳저곳을 돌아보던 중 미국 어느 도시의 치료방사선과 의사가 발표한 포스터를 보는 순간 눈이 번쩍 뜨였다. 2명의 골다공증성 척추골절을 포함한 극심한 척추 통증을 호소하는 다양한 척추체 질환 환자들에게 병적 척추체 내에 골시멘트 주입시술, 소위 척추성형술vertebroplasty을 시행한 결과 극심한 통증을 호소하던 골다공증성 척추골절 2명 모두 및 여러 명의 전이성 척추체 종양 환자들에게서 뚜렷한 통증감소 효과가 관찰되었다는 내용이었다.

당시까지 골다공증성 척추체골절 환자는 세계적으로 인구의 지속적 노령화에 따라 급속히 증가하고 있었다. 그러나 이에 알맞은 치료법이 없었기 때문에, 극심한 통증의 호소와 척추변형의 진행에도 불구하고 세계 어느 나라에 가도 수술치료보다는 1주 내지 2주의 침상 안정 후 허리 보조기를 착용하고 진통제와 골다공증치료제를 복용하고 치료하며 관찰하는 것이 전부였다. 발표된 시술법은 골다공증성 척추체골절에 의한 극심한 척추 통증의 선택적 국소 치료법으로 사용 가능성이 기대되었다.

당시 미국학술대회에서 척추성형술과 관련되어 발표되었던 논문은 수백 편의 논문들 중에 이 논문 하나뿐이었다. 이는 미국 척추외과에서도 이때까지 이 치료법에 대한 인식이 거의 없음을 반증하는 것이었다. 1988년 당시 의학논문 검색 사이트인 〈Pub Med〉에 전 세계에서 불과 8개의 치료방사선과 논문만 기술되어 있을 정도로 척추성형술vertebroplasty은 미국이나 유럽 등 선진국에서도 아직 활성화되지 않았음을 확인할 수 있었다. 나는 그 논문의 저자를 만나 시술에 대한 논의를 하려 하였으나 학회장 어디서도 만날 수 없었으므로, 급한 대로 포스터에 기술되어 있는 시술방법과 참고문헌들을 메모한 뒤 귀국하였다.

우여곡절 끝에 신의료기술로 등록한 척추성형술

귀국 즉시 척추성형술(당시 가시술명)을 시행하기 위한 준비 작업을 시작하였다. 제일 먼저 수술실 수간호사를 만나 수술을 시행하기 위한 수술도구가 준비되는지 여부를 확인하였다. 골시멘트bone cement는 이미 임상에서 사용하고 있었기에 문제가 없었으나 골시멘트를 척추골 내로 주입하는 기계의 존재 여부와 방법이 가장 중요한 해결책이었다. 수술실 내 가능성이 있어 보이는 기계들을 모두 꺼내 살펴보니 골생검 시 사용하는 'Jamshidi needle'만큼 적절한 기계를 찾을 수 없었다.

그러나 이 바늘은 스테인리스로 제작된 반영구적 바늘이라서 시험적으로 골시멘트를 주입하여 바늘관이 골시멘트로 채워지는 경우 예외 없이 바늘 구멍이 막힌다. 골시멘트는 수술의 특성상 일반 시멘트보다 빨리 경화되며 경화 정도는 첨부된 용매로 조절한다. 따라서 수술자는 조수를 반드시 동반하고 조수는 시멘트 주입 직후 스타일렛과 용매로 바늘이 막히지 않도록 바늘구멍을 세척해야 했다. 이러한 진풍경은 시술 발표 후 약 4개월 경과한 후 개발되어 사용하게 되었던 1회용 척추성형술전용 바늘을 쓸 때까지 계속되었다. 그 밖에도 주입 시 골시멘트의 적절한 점도, 주입속도 및 주입압력, 시멘트 색전증 예방 등 생체 시술 전 알고 대비하여야 할 문제들을 각종 문헌을 통해 밝혀 나갔다.

2개월 동안의 준비를 거쳐 그해 4월 시술한 첫 번째 환자는, 내원 2일 전 넘어지며 발생한 골다공증성 척추체골절 후, 일어서지도 못할 정도의 통증을 호소하는 65세 환자였다. 이 환자에게 국소마취 하에 X선 투시경을 이용하여 10G 바늘이 골절되어 깨지고 주저앉은 추체 내에 삽입 후 3cc 이상의 골시멘트를 주입하는 시술을 시행하였다. 환자는 3시간 후 일어나 앉을 수 있었으며 통증이 80% 이상 좋아져 다음 날 퇴원함으로써 성공적 결과를 얻었다.

12월까지 9명의 환자들을 극히 조심스럽게 선택하여 같은 방법으로 시술하였고, 그 결과 9명 모두 통증이 평균 85% 이상 호전되는 결과를 보였으며 시술 후 다른 증상 없이 골시멘트가 소량 경막 외 유출된 것 외에 시술과 관련 합병증은 관찰되지 않았다.

그 예비 결과를 1999년 춘계 신경외과 학술대회에 국내 최초로 보고하자 다음 날 일간지와 TV 뉴스를 통해 새로운 골절 치료법으로 소개되었다. 특히 수술실에 들어갈 때 침대에 누워 몸도 못 돌리던 노인 환자가 걸어 나오는 장면은 놀람을 넘어 환상적이었다. 나는 이 시술을 척추성형술vertebroplasty이라 명명하기로 결정하고 보건복지부에 신의료기술로 등록한 후 한 달에 평균 200명의 시술을 시행하였다.

이후 시술 연수회를 수차례 개최하여 수술방법과 임상적용 관련 방법과 정보를 척추 관련 의사들에게 전수하였다. 결과적으로 척추성형술은 골다공증성 척추체골절 통증치료를 위한 소위 '국민시술'이 되어 위와 같이 통증이 심한 경우 척추외과를 표방하는 병의원에서도 어려움 없이 시행할 수 있게 되었다.

보호자의 의료과실 고발과 무혐의

모든 환자에서 이와 같은 환상적 결과만 있는 것은 아니다. 척추성형술 시작 후 얼마 되지 않아 경찰서에 의료과실로 고발된 경우가 있었다. 이 시술을 처음 시도하였던 2000년경 제7흉추체골절 환자를 척추성형술을 시행하였다. 수술 후 추적 CT상 시멘트의 소량 척추관 내 유출이 의심되었으나 통증도 사라지고 잘 움직여 다음 날 걸어서 퇴원하였다.

그런데 퇴원 다음 날 환자는 이날 아침 관찰된 양하지마비 paraplegia의 문제로 응급실로 다시 내원하였다. 이때 다시 CT를 그리고 MRI까지 검사했으나 수술 직후 CT 소견 외에 이상소견이 없었다. 응급수술을 하여 적은 양이지만 유출된 시멘트를 제거하였다. 그러나 하지마비는 수술 후 며칠째 회복의 기미를 보이지 않았고, 보호자는 나를 경찰에 의료과실로 고발한 것이다.

척추성형술 시행 초기인 1999년으로서 이 사건은 개인을 넘어 한국에서의 척추성형술의 미래가 걸린 중대한 사건이었다. 그동안 수술한 환자들을 위해 기도를 했었지만, 이 환자처럼 나와 아내가 합심으로 환자의 회복을 위해 열심히 기도하였던 예는 없었던 것 같다.

수술 2주 후 경찰에 소환을 받아 서초경찰소로 가기로 한 날 아침 회진을 돌 때 환자상태를 보았더니 발가락이 움직이기 시작하는 깃이 관찰되었다. 나는 마비증상이 회복될 가능성이 있음을 확신하게 되었다. 내가 경찰에서 조서를 쓰고 5일 지난 후 걷기 시작했으며 경찰에서는 이 건을 무혐의 처리하였다. 환자 보호자는 겸연쩍어하며 치료비를 모두 지불하고 퇴원하였다.

지금까지도 이 환자의 하지마비의 병인론적 근거를 찾을 수 없는 기적적인 케이스였다. 나는 아내가 당시 터키로 아웃리치Outreach를 가 안디옥에서 크리스천들이 로마의 핍박을 피해 예배드리던 지하무덤 동굴에서 이 환자를 위하여 간절히 기도하던 시간과 한국에서 환자가 처음 발을 움직이던 시간이 거의 일치함으로 아내의 기도를 하나님께서 받아주셨던 것으로 믿으며, 또한 척추성형술의 도입 과정도 주님의 섭리이었음을 다시 한번 확인할 수 있었다.

신경외과 전문의 파킨슨병 실제 투병기

척추성형술로 '명의'가 되다

　서울성모병원에서 내가 시행한 척추성형술 시술결과는 2002
년 《Journal of Neurosurgery 신경외과 저널》에 보고되었는데 국내에
서 시행된 척추성형술을 국내 최초로 세계적인 국제학술지에 게
재한 논문이 되었다. 척추성형술 국내시술 4년 뒤인 2002년 1년
동안 〈Pub Med〉에 세계적으로 단지 약 80개의 관련 논문이 4년
전과 달리 신경외과와 정형외과 등에서 발표된 것으로 기술되어
있어 나와 비슷한 시기에 전 세계적으로 척추성형술이 시도되기
시작되었던 것으로 판단되었다.

　척추성형술이 모든 척추외과 의사들로부터 호의적 반응을 보
이는 것은 아니다. 골절된 추체를 이물질인 시멘트로 채우는 것
은 결코 골의 생리학과 생체역학적 상태를 정상으로 유지하는 치
료로 인정할 수 없다고 주장하는 것이다. 그럼에도 불구하고 골

다공증성 척추골절 환자에게 척추성형술 외에 다른 대책이 없기 때문에 대체 치료법이 새로이 개발되기 전까지는 척추성형술이 국민시술의 지위를 유지할 것으로 판단된다.

그 밖에도 나는 풍선척추성형술, 경요추부 인공디스크 수술 및 새로운 척추내시경 수술 등 발전된 척추외과 신기술, 새로운 수술접근법 및 삽입물implant 등을 국내에 소개하고 사체실습과 실제수술 실시간 관찰live surgery 등 각종 교육 방법을 이용하여 연수시키는 데 주력하였다.

날개를 펼쳐 비상하자마자 찾아온 비극

척추성형술을 새롭게 도입하고 그로부터 약 5년 뒤인 2000년 대 중반 조선, 동아, 중앙일보 등 각 일간지에서 동료 의사들, 혹은 일반의사들이 뽑은 척추외과 명의 10명 중 한 명으로 각각 나를 소개하였다.

2011년 9월 EBS 〈명의〉 중 척추외과 분야 특히 골다공증성 척추체골절에 의한 척추통증 완화치료에 척추성형술을 국내 처음 도입한 의사로, 또한 디스크 같은 퇴행성 척추질환에서 정확한 진단에 따른 수술치료의 적정성 여부의 결정을 중요시하는 명의로 소개되었다.

EBS 〈명의〉 방송 영상

내가 2010년 파킨슨병으로 확진을 받을 때는 1999년 척추성형술을 국내 처음 발표한 이후 약 10년이 경과한 시점으로, 2009년 세계학회 회장을 역임하는 등 가장 활발한 학회 및 의료 활동을 하던 시기였다.

그런데 바로 다음 해인 2010년 나는 학문적으로 날개를 펼쳐 비상하자마자 파킨슨병이라는 강한 폭풍에 날개가 꺾여 나락으로 떨어지는 비극을 겪게 된다.

tip

척추에 병이 있을 때는
신경외과와 정형외과 중 어느 과로 가야 하나요?

척추외과란 척추질환을 수술적으로 치료하는 학문을 말한다. 척추외과 의사들은 신경외과와 정형외과 두 개 과 모두에 있다. 환자들이 늘상 묻는 말이다.

"척추가 아플 때는 신경외과와 정형외과 중 어느 과로 가야 하나요?" 두 과의 의사들은 각각 자기 과로 오라고 한다.

약 10년 전만 해도 두 과의 수술에 근본적 차이가 있었다. 신경외과 척추의사는 척추골 안의 척수나 척추신경에 치료의 초점을 맞춰 수술 중 신경손상이 없도록 수술현미경을 쓰는 등 최소침습적Minimally invasive spine surgery: MISS 정밀수술을 하지만, 정형외과 척추의사는 척수나 척추신경의 감압척수나 척추신경이 주변 구조물(디스크, 인대, 척추관절, 종양, 물혹 등)에 의하여 압박된 상태를 감압시키는 시술 형태보다는 척추골의 수술 전과 후 뼈의 부분제거 등에 의한 불안정증을 개선시키는 것이 주 관심 분야로서, 불안정증을 개선하기 위하여 수술 중 척추고정을 주저하지 않았다. 그래서 척추신경외과는 최소침습 척추수술을, 척추정형외과에서는 안정화된 척추를 자기 과의 수술 장점으로 각각 내세웠다.

그러나 최근 이들 두 과의 교류가 활발하며 그 차이가 점차 없어지고 있다. 최근의 젊은 척추외과 의사들의 동향을 보면, 감압은 이전 신경외과 의사처럼 최소침습척추수술로 시행하며, 필요시 동일한 환자에 대하여 고정술도 함께 시행한다. 신경외과 척추의사와 정형외과 척추의사의 차이가 점점 사라지고 있는 것이다. 척추외과가 독자적 전문의를 배출할 수 있는 전문과목으로 새롭게 시작되어야 할 시기가 다가오고 있다. 결론적으로 단순 디스크는 치료의 차이가 거의 없다.

신경외과 의사인데도
늦게야 파킨슨병으로 진단되다

    서울성모병원 신경과 이광수 교수에 의해 시행된 PET 검사결과 뇌 좌측 기저핵부의 도파민 분비가 뚜렷이 저하되었음이 관찰되어 파킨슨병Idiopathic Parkinson's disease으로 확진된 것은 2010년 7월이었다.

    파킨슨병의 임상적 진단은 임상의에게는 쉽지 않은 도전이다. 10 내지 20%의 파킨슨 환자들이 오진으로 고통을 받는다. 뒤에서 언급하겠지만 전구증상만을 가진 파킨슨병 환자들이 오진에 의하여 파킨슨병과 무관한 부적절한 치료를 받는 경우가 적지 않다. 95% 이상의 진단 정확성을 보이는 뇌영상검사는 PET, SPECTsingle photon emission tomography와 기능성 영상기술로 고가의 검사이다.

진단을 전후해서 나를 괴롭히던 운동성 증상은 우측 어깨관절의 통증과 운동 제한 및 우측 무릎관절 통증에 의한 보행 불편이었다. 손의 증상은 우측을 주로 하여 손의 악력 특히 중지, 약지, 새끼손가락 쪽의 힘이 약해지고, 우측 손바닥과 손가락 사이 근육의 경도 위축과 함께 손가락 관절의 굽힘 현상이 발병 이후 점차 관찰되었다.

파킨슨병 가능성을 경고받다

내가 정식 진단을 받기 전 파킨슨병 가능성을 지적하였던 두 사람이 있었다. 당시 나의 제1기 척추외과 펠로우fellow를 마치고 타 대학병원 초임교수로 근무 후 나의 밑으로 돌아와 조교수로 있던 류경식 선생이 2010년 초 나의 교수실로 일부러 찾아와 내가 파킨슨병을 앓고 있을 가능성을 이야기하였다. 그리고 친하게 지내던 튀르키예 척추신경외과 질렐리Zilelli 교수의 아내인 신경과 선생이 2009년 9월 해외학회에 함께 참석하였을 때 나를 찾아와 걱정스럽게 파킨슨병 가능성을 피력했다.

류경식 선생은 평소보다 손놀림과 행동이 느려지고 손이 떨려 보인다고 했으며, 튀르키예의 질렐리 신경과 선생은 느려진 행동과 보행 외에 얼굴 표현 등 전체적 외모에서 파킨슨병이 느껴진다며 정밀검사를 권하였다. 식구들도 이 당시를 돌이켜보면 식사 중 나의 젓가락질이 예전과 달리 어색했다고 하였다. 후에 열거하겠지만 파킨슨병으로 진단받기 전부터 다양한 증상이 발현되었던 것이다. 그러나 이들의 충고를 귀담아듣지 않았으며 받아들이지 않았다.

🩺 나의 아집으로 놓친 조기 치료 기회

나는 우측 팔과 손가락 증상은 어깨 질환 때문이라고 늘 주장해왔다. 그러나 약 3개월간의 우측 어깨관절 치료에도 불구하고 증상의 호전이 없었다. 그러던 중, 어깨관절을 치료하던 정형외과 김양제 교수는 나의 어깨 증상이 어깨 자체의 병변이 아닐 가능성을 시사하였다. 그래서 신경과 진료를 의뢰하여 신경과 이광수 교수의 진찰을 받게 되었다.

당시 상태를 세세히 재고하여 보니 내가 가지고 있던 전구증상과 어깨증상 외에 일부 파킨슨병에 의한 것으로 추정되는 임상증상이 이미 관찰되고 있었다. 예를 들면 우측 하지의 위약감과 우측 무릎관절통에 의한 보행장애, 넘어짐자세불안정, 자세변형 postural deformity, 하지불안증후군 등의 증상이 각각 경미하였지만 의심되고 있었던 것이다.

PET로 확진되었던 것 외에도 이 교수의 외래 신경학적 검사에서 오른쪽 팔과 손의 굴신운동 중 톱니바퀴형 강직 소견이 의심되었다. 나의 파킨슨병에 대한 나의 부정적 아집은 정확한 진단을 상대적으로 지연시켜 조기에 적절한 치료를 받지 못하는 결과를 초래했다. 조기치료가 파킨슨병의 치료를 단축시키거나 병 자체에 영향을 주는 것은 아니지만, 최소한 필요 없는 정형외과 검사나 관절 주사를 맞지는 않았을 것이다. 실제로 정형외과의 치료에 반응이 없던 어깨 증상은 파킨슨병 치료 후 거의 사라졌기 때문이다.

진단을 받은 후 아득한 심정

진단된 순간 실망감보다는 나의 가족들에게 어떻게 설명해야 할지, 척추외과 의사로서, 하루에도 헤아릴 수 없이 몰려오는 수술환자들을 어떻게 처리할지, 산사태처럼 밀려오는 현실적 문제들 때문에 정신이 아득하였다. 우선 류경식 교수를 방으로 불렀다. 파킨슨병이 확진되었음을 알리고, 추후 나의 모든 환자의 수술 시 중요부는 내가 시행하더라도 류 교수가 수술 부위 개방과 봉합 시 함께하여 수술시간의 지연 없이 진행되도록 하고 수술 스케줄을 조정하여 1일 수술환자 수를 줄이기로 하였다.

다음 날 병원장을 만나 진단결과와 과내의 방침을 알리고 대책을 의논하였다. 아직까지는 경미한 상태이니 병의 진행을 보며 추후에 대책을 구체적으로 논의하기로 하였다. 아내에게는 전화로 내 병이 파킨슨병이라 알리고 다음 날 신경과 이 교수를 함께 만나기로 하였다. 나중 들은 얘기지만 아내는 전화를 끊고서 한동안 침묵 속에 앉아 있었다고 한다. 아내는 기가 막혔을 것이다.

'아직 환갑60세도 되지 않았고, 두 딸 결혼도 하지 않았는데, 병이 진행되면 거동도 못하게 될 불치병에 걸렸다니! 오로지 병원 일환자 보는 일, 교육, 관련 학회 일과 교회 일만 하며 살아온 사람인데….'

아내의 침묵은 이런 의미가 아니었을까?

다음 날 아내와 함께 신경과 주치의인 이 교수를 만났다. 이 교수는 향후 파킨슨병의 장기적 치료전략을 설명하였다. 파킨슨병의 기본 치료적 접근법은 경구를 통한 약물치료이다. 우선 저하된 도파민의 양을 부작용을 최소화하며 상승 조절하기 위해 제조된 도파levodopa; L-dopa와 카비도파carbidopa의 복합제로 경구치료를 시행하며, 이와 함께 증상에 따라 추가 보조약제 투여를 적절히 시행한다. 가능한 약물치료로 치료되는 기간이 길어지도록 하는 것이 파킨슨병에 대한 기본 대응 전략이었다.

수술치료는 진단 직후 1차 치료는 고려하지 않으며, 약제의 부작용이 나타나거나 약물치료에 반응하지 않는 경우, 특히 말초부인 손과 발의 떨림 치료나 적은 양의 도파민으로 치료효과를 기대 시, 예를 들면 레보도파-유발운동장애L-dopa induced dyskinesia가 아직 적은 양의 도파민을 투약 중 발생한 경우 도파민을 증가시킬 수 없으므로 심부뇌자극술과 같은 수술치료를 시행하게 된다(〈2부 나의 투병일기〉 참고).

이렇게 좋은 약물 효과를 보이는 시기를 허니문Honeymoon 시기라 하며 환자에 따라 수개월에서 수년까지 다양한 것으로 관찰되고 있다. 나는 최초 용량 L-dopa 200mg에서 L-dopa의 투여 한계인 1,500mg에 이르는데 약 12년이 경과하였으며, 허니문 기간은 진단 후 약 8 내지 9년이 아니었나 생각된다.

🩺 환자로서의 외로움과 의사로서의 복잡한 감정

내가 파킨슨병으로 진단된 후 소문은 근무하던 병원과 내가 참여하던 학술모임에 빠르게 퍼져 나갔다. 나는 공식적으로 자신의 병적 상태를 공표한 적은 없었으나 누구도 나에게 다가와 위로의 말이나 혹시 나에 대하여 들은 이야기의 진위를 묻는 사람은 단 한 명도 없었다. 내용을 모르는 사람들 중 안색이 안 좋은데 어디 아프냐는 질문은 자주 들었지만, 가까운 식구들 외에 내가 파킨슨병임을 알 만한 사람들은 평소 친했든 친하지 않았든 나에게 파킨슨의 '파'도 말하지 않았다.

어떻게 보면 나의 아픈 마음을 건드리지 않으려는 사려 깊은 생각 때문이려니 하였지만, 외로움이 북받쳐 오를 때도 있었다. 의사가 자신이 전문으로 하는 분야의 질병을 앓을 때 느끼는 감정을 말로 표현하기란 지극히 어렵다. 모두가 '본인이 알아서 하겠지' 생각하거나 또는 의사인 친구들이 사적으로 한자리에 모인 상황에서 질환에 대한 대화는 분위기가 깨질 가능성 때문에 얘기의 주제로 올리기를 주저한다.

나의 병이 알려지자 교회의 교우들은 달랐다. 진단을 받고 처음 약 5년간은 침치료를 비롯한 수많은 민간요법을 소개 알선해줄 뿐 아니라 다양한 치유집회를 적극적으로 소개해주었다. 그

신경외과 전문의 파킨슨병 실제 투병기

러나 나는 어느 민간요법도 신뢰하지 않았으며, 치유기도집회에
는 "겨자씨 한 알만큼의 치유에 대한 믿음도 없이"(마17: 20) 참
석한 결과 증상의 완화나 치유는 경험할 수 없었다. 의사로서 질
병의 치료에 의사로서 주도권을 가지고 치유를 이끌던 습관이
있어 치유사역자에 이끌려 치료받는 것을 익숙하게 받아들이기
어려웠다.

🩺 선택할 수밖에 없었던 명예퇴직과 그 이후의 삶

이런 와중에도 나를 찾아 전국에서 환자들이 몰려와 외래예약
과 수술 스케줄은 몇 개월씩 밀려 있었다. 그러나 환자가 늘수록
언제 악화될지 모르는 불치병을 앓고 있으며 정상처럼 임상활동
을 하는 교수를 뒷바라지해야 하는 병원의 난처함과 속앓이를 이
해할 수 있었다.

2012년 교실의 후배 동료들과 제자들이 차려 준 나의 회갑 잔
치를 하며 교실에서의 은퇴까지 향후 5년(대학교수의 정년은 65세이
다)에 대하여 조금은 회의적 감정이 스쳐 지나갔다. 내가 맡을 수
있는 교실에서의 중요보직은 더 이상 존재하지 않는 상황에서 일

반 교수, 즉 교실의 뒷방 노인으로 대학에 계속 있어야 하나라는 생각이었다.

마침 때 맞추어 나를 위한 게임체인저game changer로서 제정된 것 같이 조기퇴직제도가 신설되어 신청을 받는다는 공문이 회람된 것이다. 65세 교수 은퇴를 약 4년 남긴 2012년 가을 60세 이상의 연령층 교원에서 조기은퇴를 신청하는 경우 명예은퇴로 대우하여 퇴직금 외에 정상 은퇴까지의 기본급여를 퇴직 시 함께 목돈으로 지급받는 새로운 제도를 시행한다는 것이다. 마치 나를 위해 하나님께서 준비해주신 제도 같았다.

나는 명예퇴직을 하는 것이 병원의 입장과 본인의 질병상태 등을 고려할 때 가장 합리적인 해결책이라 판단하여 아내와 의논하였다. 집사람은 진작에 몰려오는 외래 환자들도 있으니 개업하기를 학수고대하던 터라 대찬성이었다.

명예퇴직 신청서를 제출하고 아내와 함께 개업장소를 찾아다녔다. 나의 개업준비에 대한 소문이 퍼지자 개업하고 있는 제자들로부터 계속 전화가 왔다. 한결같이 단독개업을 하지 말 것을 강력히 권하는 전화였다. 이유는 서류준비와 급여신청 등 복잡한 일들이 많아 스트레스를 피해야 할 파킨슨병 환자가 감당하기 어려울 것이기 때문이었다.

그런 와중 명예퇴직 신청이 받아져 2012년 2월 말 퇴직이 결정되었으며, 재직 중 학술활동 등에 기여한 바를 인정받아 명예교수로 추대되었다.

퇴직을 약 한 달 앞둔 어느 날 서울, 수원, 안양, 대전 등 일곱 곳에 척추전문병원을 운영하고 있는 박모 원장이 나를 만났으면 하였고 당일 교수실로 방문하였다. 박 원장은 내가 퇴직한다는 이야기를 듣고 찾아왔다며 본인의 병원으로 와서 병원의 학술적 수준을 대학병원 수준으로 업그레이드upgrade되게 만들어주고 개업가에서 다음 세대 생존수단이 될 수 있는 치료법을 개발해 달라는 것이었다. 급여와 대우는 상당한 수준이었다.

나와 아내는 몇몇 지인들과의 논의 끝에 모두가 말리는 개업은 포기하고 박 원장의 병원으로 명예원장의 직함으로 직장을 옮기기로 하였다.

나이 60세가 넘어 접하게 되었던 개업가였지만 초기에는 대학교수와 유사한 활동을 하였다. 병원 아침 컨퍼런스와 병원 간 주중 화상 컨퍼런스를 정례화하여 수술 건들에 대한 수술 전 진단명과 수술방법을 체계화하였다. 국제 척추심포자움 개최, 선진수술법 도입 등의 병원들의 업그레이드 계획들의 시행을 나의 파킨슨병은 막을 수 없었다. 개업가에서의 약 8년 동안의 행보는 추후 기회가 있으면 정리하여 알려드리도록 하겠다.

tip

진단을 **정확히** 받으려면
어떻게 해야 하나요?

　파킨슨병의 진단은 적절한 치료를 위해 필요하지만 환자의 향후 삶의 질을 결정하고 사회적 인간관계를 설정하는 데도 중요한 요소가 된다는 점에 있어 매우 중대한 사안이다. 비용이 들더라도 영상의학검사PET, SPECT 등와 같이 95% 이상 정확도를 갖는 검사로 확진을 받아 적정하고 적절한 치료를 초기부터 받는 것이 옳을 것이다.

오래전 이미
잠입해 있었던 파킨슨병

파킨슨병의 주 증상은 움직임 관련 운동신경계 증상으로서, 가장 뚜렷한 네 가지 주요 운동증상이 있다.

첫째, 휴식기 진전resting tremor: 떨림, 즉 가만히 있을 때 떨리는 증상

둘째, 근육 경직rigidity

셋째, 운동불능akinesia 혹은 운동완만bradykinesia

넷째, 자세 불안정postural instability

이들 증상들은 각 환자에서 정도의 차이 혹은 발현 양상의 변화는 있을지라도 거의 모든 환자에서 관찰되고 있다. 나의 경우 4

대 중요 운동성 증상들 중 휴식기 진전은 뚜렷하지 않았으나 의도성 진전, 즉 어떤 행위를 하려고 할 때 손이 떨리는 증상이 경미하게 관찰되어 전형적인 경우와 다른 양상의 경도 떨림을 보였다.

전구증상前驅症狀; prodromal symptom이란 어떠한 질환이 임상적 진단을 받기 전 그 질환과 무관한 듯 나타나는 임상증상들로서 본 질환의 연이은 발현을 예측 가능케 한다. 이들 전구증상은 초기 파킨슨병의 뇌간병변과 관련되어 나타나는 소견으로서 말이 전구증상이지 실제는 파킨슨병의 초기 증상으로서 비운동성 증상들이다.

나는 파킨슨병의 전구증상으로 변비와 REM 수면질환이 있었던 것 같다. 진단되기 약 5년 전부터 변비가 있었으며 시간이 지날수록 변비가 심해져 변비약으로도 대변이 연화softening되지 않아 손가락을 항문 안으로 넣어 돌같이 딱딱한 대변을 파내는 경우손가락 관장: finger enema도 한두 차례 있었다. REM 수면질환도 비슷한 시기에 발생하였으며 자면서 소리를 지르거나 말을 하는 등의 증상을 보였다.

이처럼 파킨슨병 진단 초기에 전형적 전구증상들이 있었음에도, 이들이 파킨슨병의 전구증상일 것이라고 한 번도 고려하지 않았기 때문에 주치의인 이광수 교수를 처음 방문 시 내가 본인

증상을 설명할 때 언급도 하지 않았다. 실제 파킨슨병은 내가 인식하기 훨씬 전부터 내 몸에 존재하고 있었으며, 증상을 점차적으로 일으키고 있었던 것이다.

🩺 전구증상을 발견해도 쉽지 않은 치료

파킨슨병은 운동성 질환이므로 운동성 이상증상이 나타나야 진단이 용이하다. 따라서 전구증상만으로 파킨슨병 진단은 그리 용이하지 않다. 대표적인 파킨슨병의 비운동성 전구증상은 'REM 수면 행동질환Rapid Eye Movement sleep behavior disorder', '후각소실Anosmia', '변비', '소변기능장애', '기립성 저혈압', '지나친 낮잠', '우울증' 등이다. 이들 증상은 파킨슨병의 전형적 소견은 아니지만 두 가지 이상이 함께 관찰될 때 파킨슨병을 의심하게 된다.

불행하게도 이와 같은 전구증상을 발견하더라도 파킨슨병을 완화시키거나 임상경과에 의미 있는 영향을 줄 방법이 아직 존재하지 않는다. 단지 나타난 증상에 따라 증상치료만 할 뿐이다. 전구증상의 확립으로 파킨슨병의 예방적 초기 완화에 적용하는 치료법의 개발은 파킨슨병의 치료에서 해결해야 할 또 다른 과제이다.

　나는 신경외과 의사임에도 불구하고 장기간의 전구증상과 함께 당시 관찰되었던 우측 어깨 통증의 정확한 진단을 못하고 동떨어진 검사와 치료를 하였다. 나는 우측 어깨 관절부 통증과 같은 운동성 증상이 관찰되기 훨씬 전부터 비운동성 전구증상이 있었다. 이러한 운동성과 비운동성 전구증상이 파킨슨병에 의한 것임을 알았다면 파킨슨병의 치료결과에는 영향을 줄 수 없을지라도 증상을 효율적으로 완화시킬 수 있었을 것이다. 나의 경우 우측 어깨 관절 통증에 대한 불필요한 검사나 치료를 할 필요가 없었을 것이며, 파킨슨병에 맞추어 적절한 치료를 시행할 수 있었을 것이다. 파킨슨병의 조기진단은 아직도 임상의에게는 도전이 요구되는 과제이다.

평소 노인성 질병에 대한
대비를 하고 있었나?

나는 의사임에도 불구하고 딱히 자신의 현재나 미래의 건강을 유지키 위한 자신만의 규약protocol을 갖고 있지 않았다. 군의관 시절에는 병원에 테니스 코트가 있어 일주일에 두 번씩 테니스를 치는 등 꾸준히 운동을 해왔다. 그러나 인턴, 레지던트 및 초임 교수 시절에는 운동다운 운동을 할 시간이 없었다.

그 이후에는 단순히 생각만 할 뿐 골프 외에는 운동을 포함한 신체 관리를 하지 못하였다. 수많은 골프장이 산재해 있는 영국 글래스고에 연수하는 동안 골프도 자주 쳤고 스키스쿨도 다니는 등 여유시간을 운동하며 지내 건강을 유지하였으나, 이후에는 주말에 골프를 치는 것 외에 체계적인 운동은 없었다.

1990년대 중반을 넘으며 40대 후반으로 진입한 이후부터 유아기의 소아마비 후유증으로 당시 앓았던 우측 다리의 힘이 점차 약해지며 골프 스윙에 나쁜 영향을 미쳐 골프 타수가 줄지 않음을 느끼기 시작하였다. 그러나 척추성형술 발표 후 몰려오는 환자와 늘어나는 수술 건수 때문에 그나마 하던 골프도 칠 시간이 없게 되었다. 나는 어리석게도 우측 다리의 기능 약화에 대해서는 혼자 걱정만 하였지 원인 규명과 치료 가능성에 대한 어떠한 조치 없이 누구와도 의논하지 않는 우를 범하여 우측 다리의 위약은 점차 악화되었다.

파킨슨병을 키운 스트레스

2000년대, 즉 나의 50대는 오로지 일뿐이었다. 낮에는 수술과 외래 및 입원환자 돌봄, 저녁에는 다음 날 수술준비 혹은 각종 학회들의 임원회의들, 토요일에는 학회 학술대회 준비 및 논문 쓰기, 일요일에는 종일 교회활동. 이 당시 내가 할 수 있는 것은 오로지 체중 관리였고 스트레스는 쌓여 갔다.

매 2년마다 실시하는 건강검진상 경미한 고혈압과 고지혈증, 복부비만인 것 외에 특이 소견이 없어 건강이 잘 유지되는 듯 보

신경외과 전문의 파킨슨병 실제 투병기

였다. 따라서 식이 조절 특히 섭취량을 줄여 체중 75kg을 유지하려 노력하는 것이 고작이었다. 고지혈증과 고혈압은 약제를 복용하여 조절하였다. 그러나 40~50대 건강관리 중 간과한 것이 직장과 심지어는 교회에서 받는 정신적 스트레스였다.

다양한 연구에서 스트레스가 신경에 영향을 주어 점차적으로 신경퇴행성 질환을 초래한다고 결론지어 정신의학적 스트레스가 파킨슨병의 원인 중 하나로 인식되고 있으나 그 기전은 뚜렷하게 알려지지 않고 있다Jagadeesan AJ et al., 2017; Swabb DF et al., 2005. 특히 상대적으로 젊은 연령층의 파킨슨병 원인으로 상당수의 환자들이 신경독성에 의한 신경 퇴행보다는 스트레스에 의한 것이라는 보고도 있다.

⚕ 40~50대 건강관리 실패에 대한 후회

미국 하버드 의대 아쉐리오가 발표한 파킨슨병의 의생태학 연구결과에 의하면 파킨슨병의 발생 위험인자에는 농약 등 살충제, 유제품 소모, 외상성 뇌손상 등이 있으며, 위험감소인자에는 흡연, 카페인커피 소모, 혈액 내 유릭 에시드uric acid 농도의 증가, 신체활동, 진통소염제NSAD 사용 등이 관찰된다고 보고하였다. 결과적으로 저자의 현재까지의 결과를 종합할 때 파킨슨병의 일차적 예방법으로 운동 등 신체활동이 유익함을 정당화하였다.

따라서 중년이 되기 전부터 적절한 스트레스 해소와 지속적인 신체 운동이 파킨슨병의 발생 가능성을 줄이고 예방할 수 있을 것으로 기대된다.

한국에서 40~50대는 전문직업을 평생 계속해오던 사람에게는 전문분야의 최고봉으로 인생의 꽃이 만개하는 시기이다. 그러나 지금 돌이켜보면 노년기에 들어가기 직전인 40~50대의 건강관리가 가장 중요한 것 같다. 나의 병력과 지난 삶을 돌이켜볼 때 나처럼 이 중요한 시기에 지속적 운동활동 등 자신의 건강관리를 소홀히 하고 일에만 몰두하는 경우 스트레스가 뇌의 병적 변화를 초래할 수도 있을 것이다.

이와 같은 40~50대의 건강관리 실패가 현재 병적 상태의 원인 중 하나임을 아내와 두 딸들은 지금도 지적하고 있다.

tip

파킨슨병의 전구증상

파킨슨병의 주 증상은 움직임 관련 운동신경계 증상으로서, 가장 뚜렷한 네 가지 주요 운동증상이 있다.

1. 휴식기 진전(떨림)   2. 근육 경직
3. 운동불능 혹은 운동완만   4. 자세 불안정

그리고 대표적인 파킨슨병의 비운동성 전구증상으로는 다음과 같은 증상이 있다.

- REM 수면 행동질환   · 후각소실   · 변비
- 소변기능장애   · 기립성 저혈압
- 지나친 낮잠   · 우울증 등

이때 전구증상만으로 파킨슨병으로 예단할 수는 없다. 두 가지 이상의 증상이 나타난 경우 좀 더 정밀한 진단을 추천한다.

2부

다시 쓰는
나의
투병일지

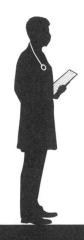

임상일지를
증상별로 다시 쓰다

　일반적으로 임상일시라고 하면 일기와 같이 질환이 발병일부터 시작하여 날이 지날수록 병의 양상이 어떻게 변하는지 관찰하여 기술하는 것이다. 일지로 이상소견의 양상을 정리하여야 하는 경우는 뇌염과 같이 급성으로 짧은 시간 내에 주요 증상이 전체적으로 나타나는 질환들이다.

　그런데 파킨슨병과 같이 만성질환으로서 수년의 기간동안 수시로 새로운 증상이 발현되므로 매일 쓰는 일지처럼 일자별로 기술하면, 증상들이 뒤섞여 관찰되므로 증상 간의 연관성 및 적정한 치료과정을 추정하기 쉽지 않다. 따라서 각 증상마다 분리하여 각각의 증상발현 시기, 치료대책과 치료에 따른 임상소견의 변화와 결과를 기술하는 것이 독자들의 이해에 도움이 될 것이다.

의사로서의 임상일지와 환자로서의 투병일지는 처한 상황이 다르기 때문에 같은 증상이라도 바라보는 시각이 다를 수밖에 없다. 나로서는 두 개의 시각을 고루 다루면서 지금 투병 중인 분들의 궁금증을 해소하는 동시에, 치료하는 의사들에게 환자들의 상황을 인식시킴으로써 새로운 인사이트를 열어주고 싶었다.

우선 2부는 나의 증상과 치료법을 위주로 서술되어 있다. 파킨슨병을 앓고 있는 환자와 가족 및 의료 정책을 세우고 돌봄 서비스를 제공하는 여러 사람에게 필요한 내용은 3부에서 자세히 이야기된다. 따라서 2부 각 챕터의 마지막 부분에 해당 내용과 관련이 있는 〈관련 챕터 안내〉를 넣었다.

증상을 서술하기 전 반드시 알아야 할 것은, 뇌질환에 걸릴 경우, 병이 있는 뇌의 반대측 팔, 다리를 포함한 몸에서 증상이 발현한다는 사실이다. 나는 파킨슨병 진단과정 중 PET 소견상 좌측 뇌의 도파민 분비가 감소되었음이 관찰된 바 있으며, 증상의 대부분은 그 반대측인 우측 팔다리 등에서 관찰되었다. 일반적으로 파킨슨병이 진행되면 양측에서 관찰된다. 즉, 파킨슨병의 병변이 반대측으로 확산되었음을 의미한다.

나는 관찰되었던 파킨슨병의 임상증상을 첫 번째 다른 신경과 질환과 동반하여 함께 발현될 경우, 두 번째 '운동증상', 세 번째 비운동증상'으로 크게 나누어 다음과 같이 정리하였으며 두 번째와 세 번째의 두 증상은 마지막에 각각 표로 요약하였다.

임상경과에 영향을 주었던
동반질환들

코로나바이러스 감염과 소아마비후 증후군이 임상경과에 영향을 주었던 것으로 추정되었다. 나는 2019년 코로나바이러스 감염이 세계적으로 창궐하였던 초기에는 예방주사를 맞고 잘 지내던 중 코로나 3년째 되는 2022년 3월 초 코로나바이러스에 감염되었다. 체온의 증가 없이 단지 온몸을 두들겨 맞은 듯 전신통증만 있었으나 일주일간의 재택 치료로 전신증상은 회복되었다. 그러나 체력이 무척 감소되어 움직이거나 운동 등 육체 활동을 시행할 수 없었다.

내가 유아기 시절 소아마비를 앓았고 후유증은 경미하였음은 본 투병기 시작부에서 기술한 바 있다. 40대 후반부터 우측 하지와 우측 무릎관절 위약감으로 그 당시 한창 즐기던 골프 등 옥외

활동이 점차 어려웠다. 이 같은 변화를 소아마비후 증후군으로 늦게야 판단한 바 있다.

🗂️ 코로나바이러스COVID-19 감염 후유증

코로나 감염으로 1주일간 재택치료를 받고 회복된 지 2주 후, 즉 진단 12년째 되는 2022년 3월 20일 아침, 잠에서 깨어난 나는 소스라치게 놀랐다. 양다리가 아무리 움직이려 용을 써도 꼼짝하지 않는 것이다. 생각지도 않던 하지마비로 인해 '하나님께서 날 부르시는구나'라는 생각이 불현듯 나의 머리를 스쳤다.

나는 마음을 진정하고 마지막으로 볼 생각에 두 딸과 사위 및 손주들을 연락하여 모두 불러 모았다. 예상하지 못한 나의 마비로 인해 식구들 모두 패닉 상태에 빠져 우왕좌왕하며 어쩔 줄 몰라 하였다. 우선은 병원으로 이동하는 것이 시급하다고 판단하여, 서울성모병원 응급실과 신경외과에 연락하고 119 구급차를 타고 병원으로 향했다.

응급실에서의 신경학 검사상 완전 마비상태는 아님이 관찰되었다. 병원에 일주일간 입원하여 여러 가지 검사를 시행하였다.

감각변화 없이 운동마비만 뚜렷하였고 바이러스 감염 후 발생한 하지부전마비이니 당연히 척추 신경근이나 척수 전각운동세포의 병변이 첫 번째로 의심되었을 것이다(길리안-바레 신드롬). 나도 신경외과의사로서 동의하나 임상경과상 마비의 상지로의 확산 등 악화 없이 오히려 증상이 점차 호전되었고 다른 검사에서 이를 뒷받침할 소견이 없어 확인되지 않았다. 따라서 확실한 진단은 어려웠다.

입원한 지 3일째 되는 날부터 재활치료를 시작하였으며 양하지마비는 점차 회복되기 시작하였으나 휠체어 거동만 가능할 정도였으며 매일 외래 재활치료를 하며 추적 관찰하기로 하고 6일째 되는 날 퇴원하였다.

결과적으로 죽음을 앞두고 발생한 증세는 아니었다. 여기서 지적하고 싶은 것은 코로나 감염 후 가벼운 운동 후에도 진땀을 흘리는 등 체력의 저하가 뚜렷하였으며 이와 같은 체력저하 소견은 약 5개월간 지속되었다는 것이다. 이는 코로나 감염이 얼마나 전신적 소진상태를 초래하는지를 보여 주었다. 내가 추정하는 하지마비 원인은 마비 전날 저녁 보행동결(Freezing: 〈운동 관련 증상〉 챕터 참고)이 두 차례 발생하였다. 이때 이를 극복하기 위해 온몸 특히 양다리의 온 힘을 다 썼던 기억이 있어 당시 근육의 탈진과 근육 강직이 함께 발생하여 다음 날 아침 수의적으로 움직일 수 없는 마비로 나타났던 것이 아닌가 생각되었다.

이 사건은 환자인 나에게 근력 감소 증상의 악화가 갑자기 올 수 있으며, 평소에 하지 운동을 지속적으로 시행함으로써 하지 근육의 탈진을 예방하여야 함을 시사하여 주었다.

이번 사건의 긍정적인 점은 재활치료의 중요성을 깨달은 것이다. 부끄러운 얘기지만, 나는 파킨슨병 진단 후 코로나 감염이 있던 이 시점까지 약 10여 년간 재활치료를 시행한 적이 없었다.

그러나 이번 사건 이후 1년 6개월이 지난 지금까지 하루도 빠짐없이 재활치료에 전념하고 있으며, 파킨슨병의 다양한 증상들에 대한 명백한 치료효과를 확인할 수 있었다. 재활치료에 대하여는 〈재활치료와 개인운동이 중요하다〉 챕터에서 자세히 다룰 것이다.

소아마비후 증후군Postpolio syndrome

'소아마비후 증후군'이란 과거 소아마비를 앓았던 사람의 28.5~64%에서 소아마비를 앓은 지 15년 이상의 상당기간이 경과한 후 이전 소아마비와 관련된 부위에 유사 증세가 새롭게 나타나는 경우를 말한다. 아직까지 병인이나 증상 발생기전 등이 의학적으로 확인되지 않아 공식 질환 목록에 올라 있지 않은 것으로 안다.

나는 40대부터 유사한 증상이 발생하였으며 현재의 우측 하지 특히 슬관절무릎 관절 증상의 대부분이 이 증후군에 의한 관절 주변부 인대 및 근력 약화와 이에 따른 무릎관절의 과신전에 의한 것으로 추정된다. 다시 말해 40대 후반부터 10여 년에 걸쳐 지속적으로 진행되었던 우측 하지 근력과 무릎관절 주변인대 및 근력의 약화와 이로 인한 보행장애는 소아마비후 증후군이었을 것이다. 그 당시 재활치료를 시작하였다면 증상이 지금보다 완화되었을 것으로 추정되었다.

신경질환을 다루는 의사가 발병 12년이 경과한 후인 최근에서야 비로소 증상의 실체를 인지하였다는 것은 부끄러운 일이 아닐 수 없다. 그러나 동일한 하지에서 관찰되었던 근육 강직에 의한 보행동결, 하지불안정증 등은 파킨슨병의 전형적 하지 증상으로서 소아마비후 증후군과 함께 발현되었던 것으로 판단되었다.

뇌와 척수 및 말초신경의 신경해부학적 특징에 의하여 한쪽 뇌의 병변이 발생하는 경우 반대 측 팔다리, 소위 반신에 (운동과 혹은 감각) 마비가 초래된다. 나의 경우 좌측 뇌 도파민 레벨이 감소됨으로써 소아마비후 증후군을 보이는 우측 하지를 포함한 우측 상하지에 관련 증상이 발생하였다. 그러므로 오른쪽 다리 증상에는 파킨슨병과 소아마비후 증후군, 두 질환이 함께 관여하는 것으로 판단되었다.

다행인 것은 좌측 뇌내 퇴행성 변화가 왼쪽에서 시작하였다는 것이다. 만일 나의 좌측 뇌의 퇴행성 병변 경우와 달리 반대 측인 우측 뇌의 도파민 생성 세포가 퇴행성 소멸되었다고 가정할 때 반대측 좌측 하지는 파킨슨병에 의하여 마비가 새롭게 발생할 것이며, 우측 하지는 동반질환인 소아마비후 증후군에 의하여 운동마비가 이미 발생된 상태이므로 양하지 마비Paraplegia 상태가 되었을 것이라는 것이다. 따라서 이와 같은 경우 다시는 일어나 걸을 수 없는 상태가 되었을 수도 있었다는 것이다.

| 관련 챕터 안내 |

+ 보행동결: 2부 〈운동 관련 증상〉 참조
+ 재활치료: 3부 〈재활치료와 개인운동이 중요하다〉 참조

신경외과 전문의 파킨슨병 실제 투병기

뒤늦게 나타나는 파킨슨병의 증상 및 대책

파킨슨병의 임상경과를 보면 초기에는 좌나 우측, 편측에 증상이 나타나며 경도의 소견을 보일 뿐 아니라 증상이 도파민 약물치료에 좋은 반응을 보인다.

다시 말하자면 소위 허니문 시기이다. 병이 더욱 진행되면 도파민 용량이 증가하게 되며 투여 약물에 대한 반응도 신뢰하기 어려울 뿐 아니라 항파킨슨병 약제는 잠재적으로 환자에게 운동장애를 유발할 수 있다. 보행과 몸의 균형 장애, 언어 및 연하장애는 일반적으로 약물치료에 잘 반응하지 않는다.

환자가 10년 이상 경과하면 통상적으로, 인식기능이상, 치매, 정신의학질환, 우울증, 자율신경 부전, 통증과 감각 이상증상 등 효과적 치료가 제시되지 않은 비운동 증상들이 나타난다. 높은 연령과 치매의 동반이 사망률의 증가를 가장 확실하게 예측할 수 있는 요소이다.

파킨슨병은 근본적으로 고혈압이나 당뇨병과 같이 만성질환 중 하나로 취급해야 할 것이다. 따라서 장기간에 걸쳐 나타나는 다양한 증상에 대하여 사전에 파악함으로써 새로이 나타나는 증상에 적절한 대처를 하는 것이 요구된다. 대책 제시를 위해서는 증상 발현과 이에 대한 치료 과정을 파악하여야 할 것이다. 각 증상의 빠른 이해를 위해 설명 끝 부위에 파킨슨병의 증상들을 운동과 비운동 증상으로 나누어 각각 표1과 표2로 요약하여 제시하였다.

| 관련 챕터 안내 |

+ 파킨슨병 치료법: 3부 〈수술 전 재활치료를 고려하라〉 참조

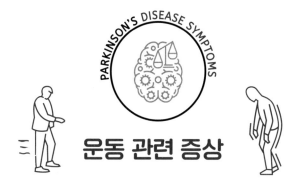

운동 관련 증상

파킨슨병 환자에게 수많은 2차 운동증상이 나타나며, 이 경우 집과 사무실에서 또는 운전 중의 기능적 활동에 타격을 준다.

내가 겪었던 증상으로는 보행 동결Freezing, 하지불안증후군과 자세 불안정증 및 넘어짐, 진전Tremor, 떨림, 근육강직rigidity, 자세변형Postural deformities, 스트리아탈 수족 변형Striatal limb deformities, 경부목 통증, 연하장애Dysphagia와 음성저하장애hypophonia, 구음장애dysarthria, 쇠진Wearing-off, 우측 무릎관절통과 과신전, 호흡이상Respiratory disturbance 등이 있었다.

이 증상을 완화하기 위한 여러 노력 중 재활치료가 상당한 효과를 보였다.

보행 동결Freezing

　일종의 운동차단 상태로서 무운동akinesia의 한 형태이다. 쉽게 표현하자면, 보행 중 나음 걸음을 딛기 위한 발 위치 결정 시 장시간의 망설임 혹은 결정장애이다.

　동결에는 5가지 유형이 있다. '시작, 방향전환, 좁은 곳, 종착지, 열린 공간 망설임'이다. 즉, 걷던 중 보행로가 좁거나 바닥의 돌출 등으로 안전하게 통과하기 어려운 곳에 이르렀을 때, 또는 최종 도착지에 이르렀을 때 발을 어찌 디뎌야 안전하게 종착지에 도달할지 결정을 못하고 망설이게 된다.

　남자 환자에서 더욱 흔히 나타나고, 진전이 주 증상인 환자에서는 적게 나타난다. 전형적인 경우 주로 다리에 갑자기 일시적으로 나타나는 것이 특징이다. 동결발생의 위험요소에는 근육강직, 운동 완만증bradykinesia, 자세 불안전증postural instability과 상대적으로 장기간 앓은 경우들이 있다.

정지한 후 시간이 경과하면서 다리가 경직되며 심한 통증이 발생하거나 해당 다리근육의 탈진이 발생한다. 종국에는 타인의 도움을 받거나 그 자리에 주저앉아야 된다. 안정을 취하면 회복되지만, 약의 규칙적 복용여부와의 관계, 다시 말하면 약의 혈중 농도가 떨어져 발생하는지 여부는 확실하지 않은 것 같다. 보행 동결을 극복하기 위하여 환자는 발 디딜 곳을 가능한 빨리 결정하도록 훈련을 받아야 한다image train: 심상훈련.

나는 허니문 시기가 지나며 시작하여 점차 발현 횟수가 증가하던 중 진단 12년이 경과한 현재 드물게 나타나 하루 중 전혀 관찰되지 않는 날도 있다.

우선은 발 디딜 곳 선정이 경험 누적에 의하여 빨라진 것과 장기간의 재활치료가 동결의 횟수에 영향을 주었을 것으로 추정된다.

하지불안증후군과
자세 불안정증 및 넘어짐

하지불안증후군은 진단 약 8년 경과 후부터 눈에 띄게 나타났으며, 약 9년 경과 후부터는 지팡이 없이 보행이 어려웠고, 매일 한 번 이상 걷다 쓰러졌다. 파킨슨 환자의 이와 같은 넘어짐은 골다공증을 흔히 동반하는 60대 이상의 여성 환자에서 심각한 결과를 초래하게 되는데 대퇴골 경부골절이나 척추골절의 경우다. 결국 보행이 어려워져 침상생활을 하게 되며 다양한 합병증으로 조기 사망케 된다.

나도 걷다 쓰러져 골절이 발생하였던 사고가 두 차례 있었다. 약 7년 전 오른쪽 슬개골 골절이 있었다. 약 5년 전에는 오른쪽 네 번째 수장골(손바닥뼈) 골절이 있었다. 슬개골 골절은 길을 걷던 중 미끄러지며 우측 무릎관절이 굴절되어 무릎을 꿇으며 바닥에 강하게 부딪쳐 발생하였으며 보조기를 4주간 착용하였다. 그리고 우측 제4 수장골 골절은 층계를 내려오던 중 넘어져 오른손을 잘못 짚어 발생하였으며 수장골에 두 개의 핀을 박는 국소마취 수술치료를 받았다.

코로나 감염 후 발생하였던 하지마비 후 재활치료를 시작하여 현재까지 1년 반 이상 계속하고 있으며, 이후 증상이 매우 향상되어 넘어지거나 쓰러지는 경우는 거의 없어졌다. 진단 후 현재까지 파킨슨 걸음걸이short-stepped gait: 소폭걸음는 관찰되지 않고 있다.

우측 하지의 또 다른 증상에는 근력 저하, 그리고 우측 무릎관절 불안정증에 의한 보행장애와 보행 시 무릎관절의 과신전에 의한 관절통이다. 이러한 증상은 소아마비후 증후군과 파킨슨병이 함께 관여하여 발생하는 소견으로 판단되었다.

소아마비후 증후군의 증상은 약 1년간의 재활치료를 통해 근력을 강화시키고 근육량을 증가시킴으로써 지팡이에 의지하여 걸을 수 있을 정도로 개선된 바 있다. 또한 보조기를 착용하면서 우측 무릎관절의 과신전 문제도 해결함으로써 평탄하고 장애물이 없는 경우 짧은 거리는 걸을 수 있었다. 그러나 파킨슨병의 증상인 간헐적 근육 강직과 보행동결 및 하지 불안정증 등이 보행 시도를 방해하고 있다. 그럼에도 하지의 지속적 재활치료는 우측 하지 운동장애를 보다 개선시킬 수 있을 것으로 기대된다.

진전震顫: Tremor, 떨림

파킨슨병의 전형적 진전 소견은 휴지기성 진전resting tremor 으로서 손의 진전을 'pill- rolling 손가락을 돌려서 환약을 만드는 모습'이 라고도 한다. 즉, 정지상태에서 손을 돌리며 떠는 것을 말한다.

나는 휴지기성 진전보다는 의도성 진전intentional 혹은 essential tremor이 뚜렷하였다. 임상경과 중 손 떨림의 악화 또한 뚜렷하지 않았다. 단 흥분하거나 심각한 스트레스를 받으면 두 가지 진전 이 함께 나타나 손을 사용하기 힘든 상태가 되며 혀와 발끝 입술 에도 진전으로 판단되는 떨림 증상이 나타나지만 안정 후 곧 개 선된다.

그러나 진전은 발병 시 69%의 환자에서 관찰되나 시간이 경 과하며 마지막에는 89%에서 진전이 관찰되어 임상경과 중 대부분 진전을 갖게 되는 것으로 추정되었다. 진전은 상기된 것 같이 입, 턱, 다리에서도 발생할 수 있으며 약물로 조절이 안 되면 DBS심부뇌자극술 수술치료로 완화시킬 수 있다.

약 4년 전부터 다리를 뻗고 누워 있으면 오른쪽 발목이 불수의적으로 경미하게 안쪽으로 돌아 오른발이 살짝 튀는 듯한 모습이 관찰되기 시작했다. 특히 재활치료 시 누워 목마사지를 받을 때 혹은 취침하려 누웠을 때 보여 약물 부작용으로 나타난 경련보다는 휴지기성 진전으로 추정되었다.

근육강직rigidity

근육강직은 검사자가 한쪽 상지 혹은 하지를 잡고 수동적(검사자가 환자의 팔이나 다리를 잡고 수동적 굴절 및 신전운동을 천천히 시도하는 것) 굴절 및 신전운동을 천천히 시켰을 때 검사자가 환자의 불수의적 움직임에 간헐적 저항을 느끼는 것으로 근육강직을 확인할 수 있다. 따라서 이와 같이 움직일 때 발생하는 저항이 톱니바퀴가 맞물려 걸리는 듯한 느낌이 나타나 톱니바퀴형 강직cogwheel rigidity이라 칭하는 것이다.

나의 경우, 우측 팔꿈치 관절을 구부렸다 폈다 하는 수동적 행위를 천천히 반복할 때 이러한 강직이 술자에 의하여 관찰되는데, 초기부터 지금까지 뚜렷하지는 않았다. 그러나 보행동결 등 다른 형태로 근육 강직에 의한 운동장애 소견이 나타났다.

최근 앉아 있는 동안 좌측 하지 대퇴부의 전반적 근육 강직과

신경외과 전문의 파킨슨병 실제 투병기

강직된 부위에 통증이 자주 나타나는데, 마사지를 하며 안정하면 강직이 사라지며 통증도 소실된다.

근육 강직은 흔히 통증을 동반하는데 초기 파킨슨병 환자들이 어깨 통증으로 병원에 내원하는 경우가 가장 흔하다. 파킨슨병의 의심 없이 환자를 보는 경우 관절염이나 활액낭염으로 오진되는 경우가 많다.

나도 파킨슨병 초기에 우측 어깨관절 통증이 있어 우측 어깨 관절 퇴행성 병변의 진단하에 정형외과 치료를 받았으나 경과는 좋지 않았다. 최근 근육강직 정도의 악화 등 병의 진행이 뚜렷하지 않았으며 톱니바퀴형cogwheel 강직도 관찰되지 않고 있다.

| 관련 챕터 안내 |

+ 재활치료: 3부 〈재활치료와 개인운동의 중요성〉 참조

자세변형Postural deformities

어떤 질환을 앓고 있든 간에 환자의 상태가 좋은지 나쁜지를 가늠하는 일반인들의 척도는 환자의 외형이다. 환자 본인이나 주치의가 파킨슨병의 경과가 좋다고 아무리 말해도 외형적으로 흉한 몰골이라면 누가 경과가 좋다는 말에 동의하겠는가?

증상

나는 근래 목과 상부 흉추부의 심각한 변형을 가지고 있었다. 목과 흉곽의 강직은 비정상 체내 중심축 자세변형을 초래한다. 나는 초기부터 좌측에 사경 斜徑: torticollis, 목이 한쪽 측방으로 기운 변형 이 나타났으며 점차 악화되어 보기가 민망할 정도였다. 사경의 원인이 치료약의 부작용일 가능성을 고려하였으나, 관찰한 결과 약물의 복용을 줄여도 변형이 지속적으로 나타나 파킨슨병에 의한 것임을 확인하였다.

시간이 경과하며 진단 10년째부터는 고유 수용기 감각과 시야 감각의 통합능력 저하로 지평선이 오른쪽으로 기울어 보였다. 심지어는 자동차를 탔을 때 도로가 오른쪽으로 기울어 보여 마치 자동차 경주장에서 경주용 차를 타는 듯하여 동승자들에게 찻길이 우측으로 기울었는가 물으면 동승자들이 나를 이상하게 보곤 했다.

약 10년이 경과한 2021년경에는 양발로 서 있을 때 사경과 함께 목의 지나친 전방 굴신에 의한 머리 떨어짐dropped head이 흉곽의 전방 굴신과 함께 진행되어 몸체가 앞으로 구부러진 상태에서 머리를 들 수 없어 사람을 만날 때 상대방 얼굴을 볼 수 없게 되었는데, 지속적으로 나타나지는 않았고 때에 따라 간헐적으로 악화되었다가 완화되는 등 소견을 보였다. 이러한 몸통굽힘증camptocormia: 동체를 앞으로 굴곡하는 기형 증상은 스트레스를 많이 받을 때 나타나거나 심해지는 것 같았으며, 그 와중에도 앉거나 누우면 없어지는 것이 특징이다.

수술 치료법

나는 이미 잘 알려진 척추외과 의사이다. 한참 수술 때는 나와 같은 척추변형 환자가 찾아왔다면 주저함 없이 수술 스케줄을 잡아 수술치료를 시행하였을 것이다. 신경과에서는 이에 대한 처치로 머리 뒤쪽과 목의 근육에 보톡스 주입시술을 약 3~4개월 간격으로 7차례 시행하였다. 처음에는 반응하는 듯 보였으나 시간이 경과하며 증상의 변화가 전혀 나타나지 않았다.

다른 대안으로 수술 치료 중 하나인 심부뇌자극술Deep Brain Stimulation; DBS 을 고려할 수 있다. 심부뇌자극술이란, 도파민 분비가 감소된 부위의 뇌세포를 전기자극하여 파킨슨병의 증상을 완화시키는 치료법이다. 이 수술을 시도하는 경우, 상하지의 진전tremor 에는 비교적 탁월한 치료효과가 관찰된다. 약물 부작용에 의한 운동장애 경우 DBS는 치료제의 파킨슨병 증상에 대한 효능농도를 낮게 유지시킴으로써 혈중농도 증가로 인한 부작용, 즉 척추변형을 감소시키는 것이 목적이다.

그러나 척추변형 자체에 대한 치료효과는 기대에 미치지 못하는 것으로 보고되고 있다. 따라서 나는 몇 명의 신경과 및 신경외과 의사들과 상의 후 DBS를 시도하지 않기로 했다. 따라서 상부 척추 변형에 의하여 땅만 보며 걷는 증상의 완치를 위하여는 떨어진 머리를 올리고 굽은 척추를 바로 편 후 다발성 척추 고정을 시도하는 광범위한 척추변형 복원 수술을 받아야 할 것으로 판단되어 이와 같은 수술을 전문적으로 하는 동료 교수와 접촉을 시도하려 하였다.

나는 척추외과 의사이다. 위에 기술된 경추 전후방 고정술 및 유합술을 시행하는 경우 많은 예들에서 합병증과 재발 심지어는 증상의 악화를 적지 않게 경험하게 된다. 여러 가지 이유가 있겠지만 변형은 근육의 이상에 의한 것인데 뼈마저 전후방 감압술 및 다분절 고정술로 광범위하게 인위적 변화를 주니 수술결과상 생체역학적으로 정상과 다를 것이며 예상 밖으로 좋지 않은 결과를 초래할 수 있을 것이다. 수술 예후를 잘 아는 나로서는 누구에게 든 이 수술을 부탁하기 어렵고, 누구든 수술의로 부탁받을 경우 매우 부담스러울 것으로 생각되었다.

또한 사경의 원인 중 하나로서 경추와 연결된 흉요추부 측만증 등의 변형이 고려되어야 하며, 이 경우 흉요추부에 대한 물리치료 등 별도 치료가 요구될 수 있을 것이다.

수술 외 치료법

수술자와 접촉을 시도하는 동안, 재활의학과 고용진 교수의 권유로 마사지와 근육 스트레칭을 포함한 척추 재활치료를 시행하였는데, 놀랍게도 약 4개월 간의 치료 후 변형이 완화되기 시작하였으며 나도 모르는 사이에 떨어진 목이 돌아오고, 굽었던 척추가 펴지며 사경의 정도도 완화되는 극적인 변화가 관찰되었다. 따라서 계획했던 수술은 고려하지 않게 되었다. 결과적으로는 재활치료 약 1년 반이 경과한 지금, 경도의 사경만 관찰되고 있으며, 지평선이 우측으로 기우는 증상도 사라졌다.

치료 전후 사진들

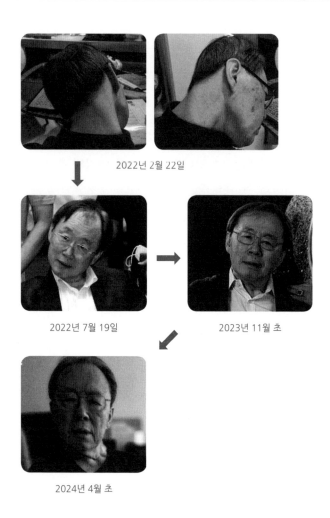

2022년 2월 22일

2022년 7월 19일

2023년 11월 초

2024년 4월 초

스트리아탈 수족 변형
Striatal limb deformities

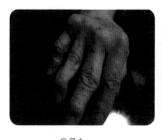

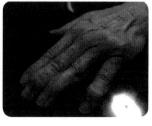

오른손	왼손

증상

스트리아탈 손변형은 팔목의 축에서 손이 내측으로 벗어나 있으며, 제 3, 4, 5 손과 손가락의 중수지절 관절의 신전과 근위부 손가락 간 관절의 신전 및 원위부 손가락 간 관절의 굴절 변형이 우측은 진단 시부터 경미하게 관찰되기 시작하였다. 약물치료에도 불구하고 점차 악화되어 왔으며 현재에도 관절 통증, 관절 강직이 수지부 근육의 위축 소견과 함께 관찰되고 있다.

약 2년 전부터는 좌측 수지부에도 거의 동일한 변형이 우측보다 짧은 시간 내에 빠르게 진행되어 현재는 양측 손이 비슷한 상태이다. 발에서도 관찰되었는데 발가락 관절의 굴절변형이 발생하였으나 수지부와 비교 시 비교적 경미하였다.

스트리아탈 수족 변형은 병에 대하여 밝혀진 바가 거의 없으며 류마토이드 관절염이나 퇴행성, 혹은 소라이아틱psoriatic 관절염으로 흔히 오진된다. 스트리아탈 변형은 수족의 변형이 뇌내 스트리아툼striatatum: caudate and putamen, 다시 말하면 기저핵 일부와 관련된 이상 소견임을 의미한다. 그러나 뇌 기저핵 스트리아툼이 스트리아탈 변형에 관련이 있다는 증거는 없다.

발생률은 비교적 드물게 관찰되며(9.9%- rate), 비교적 젊은 환자에서 병 초기에 경험하게 된다. 파킨슨병의 다른 근육긴장이상 소견과 달리 취침 중에서 계속되며 레보도파L-dopa와의 관련도 없는 것으로 확인되었다.

이들 변형에 대한 치료는 확립되어 있지 않다. L- dopa 등 파킨슨병 치료제의 효과는 초기에만 관찰되며, 병이 진행할수록 반응이 없어진다. 그 밖에는 보툴리눔 독소 근육 내 주입과 DBS 치료효과에 대한 보고가 있으나 임상시험 단계이다.

치료법

나는 소염진통제로 치료하였다. 시중에 관절염 등에 복용할 소염진통제가 많으나 소염진통제를 구강으로 복용할 경우, 출혈성 위궤양 등 위장관 합병증 발병 가능성이 높다. 이 경우, 필수 치료제인 도파민을 복용하지 못하게 될 위험성이 있으므로, 예방적 차원에서 피부를 통하여 투여되는 파스형 소염진통제(예: 케토톱)로 치료를 시행하고 있다. 최근 손과 손가락의 통증이 위의 진통소염제만으로 효과가 뚜렷하지 않아 물리치료인 유속치료, 마사지 및 스트레칭stretching을 매일 시도하고 있으며 관절통의 점차적 완화는 관찰되고 있으나 뻣뻣함과 변형의 개선은 관찰되지 않았다. 10년간, 특히 최근 2년간 약화 변형된 손가락들의 정상적인 복원은 불가능해 보인다.

경부(목) 통증

최근 경흉추부(목과 등) 변형의 개선에도 불구하고 책상에 오랜 시간 앉아 있으면 작업이 불가능할 정도로 경부 후방 통증이 종종 나타난다. 지금도 좌측 사경 시 양측 목 특히 구부러진 부위가 아닌, 반대쪽의 신전되는 선택적 근육의 통증이 나타나고 있으며, 침상에서 안정하거나 마사지를 하면 바로 회복되나 장시간 앉아 있으면 다시 발생된다.

수개월 전부터 근에너지기법MET: muscle energy technique 등을 이용한 경부 도수치료를 시작하였으며, 그 결과 통증의 완화뿐 아니라 목의 운동범위도 확대되었다. 지속적인 도수치료 후 증상의 완화와 일상생활 중 재발이 계속되어 강직을 보이는 근육에 대한 보톡스Botox 주입을 시행하였으며 이후 통증성 운동제한 증상의 완화가 지속적으로 유지됨을 관찰할 수 있었다.

연하장애Dysphagia와
음성저하장애hypophonia,
구음장애dysarthria

　이와 같은 증상은 일련의 구강안면 – 인후 – 후두부facial-laryn-geal region 운동완만증과 강직증으로 판단된다. 나는 진단 약 11년이 경과하였을 때부터 물이나 유동음식을 먹을 때 내용물이 기도로 들어가 기침을 하는 일이 빈번하게 발생하였다. 그리고 다른 사람들은 괜찮다고 하나 나 자신이 느끼기에 목소리가 쉰 듯 변형이 오고 있었다.

연하 장애

　재활의학과와 영상의학과에서 연하검사를 시행한 결과 연속으로 음료수를 들이킬 때 두 번째로 들이킨 액체의 일부가 기도로 흘러 들어가는 연하장애 소견이 확인되었다.

　이를 치료하기 위해서 후두부 전기자극 치료를 포함한 구강-

후두부 근력강화 운동 등 연하장애와 구음장애 극복 재활치료를 약 6개월 시행하였다. 그리고 추적 연하검사를 시행한 결과 연속해서 물을 들이킬 때 두 번째로 들이켰던 물이 기도로 유입되던 소견이 더 이상 관찰되지 않아 연하장애가 개선되었음을 확인할 수 있었다.

연하장애 확진 후 약 1년 6개월이 경과한 현재까지 매주 2회씩 지속적으로 재활치료를 시행 중이며, 재활의학과에서 교육받은 방식대로 음료를 삼키는 연습을 꾸준히 하였더니 연하장애에 의한 사례가 거의 발생하지 않았다.

어떤 방식인지 간단하게 설명을 하자면, 침을 삼킬 때 한 번에 삼키는 것이 아니라 2초 정도의 시간을 갖고 천천히 식도로 넘기는 것을 열 번 반복하는 것이다. 즉, 연하장애가 있을 경우 기도가 닫히는 시간이 정상보다 늦기 때문에 음료를 물 흐르듯 마시면 음료가 기도로 들어갈 기회가 발생한다. 따라서 목을 뒤로 젖히지 않은 상태에서 음료의 삼키는 시간을 늘리면 음료가 기도로 들어가는 것을 방지할 수 있다. 장애가 없는 사람들은 약 1초 이내에 음료를 삼킬 수 있지만, 연하장애를 갖고 있는 사람은 1 내지 2초의 간격으로 음료를 삼켜야 한다.

음성저하장애(쉰 목소리)

반면에 음성변형은 주위 사람들은 느끼지 못하지만 주관적 소견으로는 재활치료에도 불구하고 쉰 목소리가 느껴져 미세하게 진행되고 있는 것으로 추정되었다.

음성과 구음장애 치료의 초점은 배에 힘을 주고 뱃심으로 음성을 내라는 것이다. 내가 교회에서 찬송을 부를 때 곁에 있던 교인들이 "목소리 좋으시네요" 하고 칭찬을 하는데 이는 찬송을 뱃심으로 부르니 성악가의 찬양 같이 느낀 듯하다.

그러나 음성저하장애는 계속 진행되는 것으로 판단되었으며 연하장애의 경우 성대 주변 소근육 재활치료 후 증상이 호전되는 것과 달리 지속적으로 악화되는 것으로 미루어 성대 근처 소근육 장애보다는 뇌의 일부인 뇌간부 신경 퇴행변화에 의한 것으로 추정되었다. 음성 재활치료를 함으로써 음성장애에 대한 지연효과가 있을 것으로 기대되었지만 완전한 치료는 불가능할 것으로 판단되었다.

전술된 바와 같이 연하장애는 흡인성 폐렴을, 폐렴은 사망을 초래하는데 파킨슨병 환자의 가장 흔한 사망원인임을 잊지 말아야 할 것이다.

쇠진Wearing-off

번역을 한다면 파킨슨병 경구약 효과가 '쇠진衰殘'된 상태를 말한다. 나의 경우 수개월 전부디 본 증상을 간혹 경험하고 있으며, 한때 점차 나타나는 횟수가 증가하는 경향을 보이다 최근 들어 다시 관찰되지 않고 있다.

현재 항파킨슨 경구약으로 레보도파의 1일 최대용량인 1,500mg으로 적정화하고 시간에 맞추어 복용하고 있다. 그러나 간혹 약효가 떨어질 즈음 스트레스를 받는 일이나 특별한 원인 없이 갑자기 약효가 일찍 소진되어 손가락이나 눈동자도 움직이기 어려운 전신적 허탈 상태에 빠진다. 이 경우 다음번 약을 당겨 복용하고 잠깐 안정을 취하면 고비를 넘길 수 있었다.

실제적으로 환자에게 가장 난감한 상태이다. 따라서 이를 해소하기 위한 노력의 일환으로 파킨슨 약의 경구투여 시 위장관을 통과하며 소모되는 약을 최소화하기 위하여 장루, 즉 장에 구멍을 내어 튜브를 삽입하는 시술을 통해 최소의 용량으로 최대 결과를 얻고 약물 부작용도 줄이기 위함이다. 또한 DBS 심부뇌자극술의 시술 목적 중 하나로 적은 양의 흡수된 약제로 약물 부작용 없이 약효를 기대할 수 있다는 것이다.

경우에 따라 뚜렷한 증상 없이 정상 경과 중 약 투여시간이 지났다는 얘기를 듣자 갑자기 쇠진 증상을 보이는 경우가 있어 정신적 영향도 일조하는 것으로 추정되었다.

| 관련 챕터 안내 |

+ 소아마비후 증후군: 2부 〈임상경과에 영향을 주었던 동반질환들〉 참조
+ 재활치료: 3부 〈재활치료와 개인운동의 중요성〉 참조
+ 연하장애와 발성장애: 3부 〈수술 전 재활치료를 고려하라〉 참조

우측 무릎관절통과 과신전

나의 경우 우측 무릎관절통은 관절 부위의 신전근(伸展筋; exten-sion, 즉 관절을 펴는 근육의 근력 감소와 주변 인대의 위약에 의해 무릎관절이 과하게 신전되는 것(과신전)으로 이로 인해 관절통이 나타난 것으로 판단되었다.

진단 약 3년 경과 후부터 관찰되었는데 과신전의 악화와 이로 인한 관절통 때문에 단독 보행이 어려워져 허니문 시기가 끝난 후부터 우측 무릎관절이 과신전 되는 것을 방지하는 보조기를 착용하기 시작했으며, 코로나 감염이 있기 직전까지 지팡이를 함께 사용하였다. 우측 무릎관절 증상은 소아마비후 증후군(〈임상경과에 영향을 주었던 동반질환들〉 챕터 참고)의 영향이 더 컸을 것으로 판단되었다.

호흡이상Respiratory disturbance

파킨슨병 환자에서 호흡이상은 제한적이거나 폐쇄적이다. 이 합병증은 이에 따른 발생률 및 사망률과 관련이 있다. 왜냐하면 폐렴이 파킨슨병 요양소 환자의 사망률의 독립적 예측요소이기 때문이다. 폐쇄적 양상은 근육강직과 경추부 퇴행성 척추증의 한 정된 운동범위와 관련이, 반면 제한적 양상은 흉곽 내 근육강직에 의한 것으로 판단한다. 도파민 제재의 부작용에 의한 호흡운동 장애도 고려할 수 있다.

나는 2023년 가을부터 과호흡hyperventilation이 스트레스나 긴장 시 자주 나타나고 있어 이철 원장과 의논한 결과 정신적 원인으로 판단하고 관찰 중이다. 이 경우 안정제를 복용할 수 있다(예: alprazolam, 구에타민)

표 1) 13년 차 파킨슨병 환자에서 관찰되었던 운동 관련 증상

번호	증상	발현시기	주된 장애	예후*
1	보행동결	진단 후 11년	무운동증	VG/G
2	하지불안증, 자세불안전증	진단 후 7년	보행장애와 낙상	G
3	진전	진단 전 1 내지 2개월	정밀운동, 일상생활제한, 우족 불수의 움직임	VG to NC
4	근육강직	진단 전 1 내지 2 개월	통증동반	G
5	자세변형	진단 후 5년부터 경도 사경이 시작	단순 사경에서 시작하여 머리떨어짐, 몸통굽힘증으로 변형이 악화됨 약물 부작용도 고려해야	물리치료 VG to G; 수술 G to VB DBS G
6	수족변형	진단 후 10년 갑자기 악화	주로 제3, 4, 5 수지변형	NC to B
7	경추통증	진단 후 5년	통증성 경추운동 제한 수축보다 이완 근육통	G
8	연하장애	진단 후 11년	흡인성 폐렴	VG to B
9	구음장애	진단 후 12년	목소리 작아짐	NC to B
10	쇠진	진단 후 11년	전신무운동증	VG
11	호흡이상	진단 후 10년	과호흡	VG to G

* 예후: VG(very good): 매우 좋다, G(good): 좋다, NC(no change): 변화 없다, B(bad): 나쁘다
  VB(very bad): 매우 나쁘다
** DBS(Deep Brain Stlmulation; 심부뇌자극술)

신경외과 전문의 파킨슨병 실제 투병기

치료	특이사항
심상연습 (image train)	평탄치 않고 좁은 길에서
파킨슨병 치료, 운동치료	낙상 시 사망률 증가
약제, 수술치료(DBS**)	말기 환자 약 90%에서 관찰
파킨슨 치료제	정형외과 질환으로 오진
물리치료 실패 시 혹은 DBS, 수술치료(척추변형개선유합고정술) 치료제 부작용 시 별도 치료	흉한 외모로 가장 중요한 치료목표 ; 반드시 물리 치료 후 경과 보고 수술결정 요구됨
(피부접착용) 소염진통제 및 물리치료, 파킨스 치료제, DBS(?)	운동기능의 점차적 저하
물리치료(MET*** 포함) 지속적 증상 재발 시 보톡스 주입 후 반영구적 증상 호전	증상 호전 시 사경도 완화
전기자극 및 구강 인두 소근육 강화치료	병이 진행되면 사망
전기자극 및 구강 인두 소근육 강화치료	병이 진행되면 구음불능
파킨슨 약 추가투여	심리적 불안감도 원인(?)
호흡조절 연습, 안정제 사용	심리적 불안감도 원인(?)

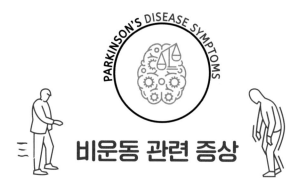

비운동 관련 증상

비운동 증상들은 흔히 관찰되며, 파킨슨병으로 인식되는 소견들로서 변비, 비뇨의학적 병증, 직립성 저혈압과 같은 자율신경기능이상과 감정과 무드mood 질환, 인지/신경 행동질환 등 정신의학적 증상이 많으며 그밖에 감각과 수면 장애들이 있다. 대부분 파킨슨병이 진행하며 나타나지만 변비와 REM 수면장애 같은 증상은 전구증상으로 나타난다.

나는 아직까지 인지기능 저하나 치매, 정신의학병증은 뚜렷하지 않아, 내가 겪었던 증상이 아닌 이철 원장의 경험과 일부 논문을 인용하여 기술하였음을 밝힌다.

인지기능저하 및 정신병리적 병증

정신의학적으로는 초기에 심각하지 않은 환각과 착각halluci-
nation, illusion이 가장 흔히 호소하는 증상으로 파킨슨병 환자의
30 내지 40%에서 나타나는데, 파킨슨병 치료제들의 부작용으
로 이들 증상을 초래하기도 한다. 이와 같은 환각은 비교적 경
증으로서 치매를 동반하지 않은 초기 환자에게 위협적인 것은
아니다.

그러나 파킨슨병이 진행되며 악화될 수 있으므로 위험요소들
을 선제적으로 파악하고 기피, 제거하는 것이 요구된다. 이것이
파킨슨병 환자에서 정신의학과 증상에 대한 가장 중요한 대책이
다. 그 밖에 투여 약제조정에 의한 대책이 요구되며 정신의학과
약과 함께 가능한 약제 투여를 단순화하는 것이 이 대책의 목표
이다.

파킨슨병이 진행되며 우울증이 강박증으로 진화할 수도 있다. 나와 같이 서울성모병원에 정신건강의학과 교수로 근무를 했었고 2016년에 교수 은퇴 후 서초구에 개업 중인 정신건강의학과 이철 원장의 의견에 의하면 파킨슨병보다 유사 파킨슨 증후군에서 정신의학적 증상이 더 심하다고 하였다.

2022년 발표된 다국적 조사 논문에 의하면 50% 이상의 파킨슨병 환자에서 정신의학적 문제가 관찰되었다고 보고했음을 지적하며 치료방법에 있어 선택의 폭이 적고 파킨슨병과 함께하는 정신의학적 질환에 대한 전문가가 적음을 문제점으로 지적한 바 있다.

인지장애와 치매는 파킨슨병에서 흔히 볼 수 있는 증상으로서 파킨슨병 초기에 혹은 늦게 나타난다. 초기에는 실행능력의 저하에서. 공간시야 장애, 언어 및 기억력 장애 등으로 진행한다. 경미한 인식장애는 파킨슨병 환자에서 정상의 두 배 정도 많은 것으로 보고되고, 있다. 파킨슨병 환자에서 나이가 증가하며 치매의 가능성이 증대된다.

임상에서 유용한 치매 치료제는 아직 갖고 있지 않으며 임상시험들에서 가능성이 제시된 작업 및 운동재활을 포함한 물리치료가 필수적이다. 운동은 뇌대사기능을 활성화시키며 뇌혈류를 증대하며 신경전도를 촉진시킨다.

　나의 경우 잠재적 임상증상으로서 진단 약 1년 반 경과 후 시행되었던 각종 검사결과에서 치매가 의심되는 소견은 관찰되지 않았으며, 환각도 없다. 현재 치매 예방약을 복용 중이다. 그러나 호주의 연구결과 파킨슨병 환자의 85%에서 인지기능의 저하가 관찰되었으며 15년의 추적검사상 48%의 환자에서 치매의 진단기준에 해당하였음을 보고하고 있어 나에 대한 지속적 관찰도 요구될 것이다.

우울증Depression

　우울증은 도파민 저하에 의한 비운동 증상 중 가장 흔히 관찰되는(약 40%) 증상 중 하나이다. 지금까지의 보고에 의하면 기존에 우울증에 사용되고 있는 항우울제와 도파민 제재는 특별한 부작용 없이 파킨슨병 우울증을 치료할 수 있다. 그러나 우울증이 진행되어 편집증의 정신의학적 상태로 발전할 수 있으므로 지속적 관찰이 요구된다.

　나는 증상이 가장 악화되었던 2021년 초부터 소외감, 박탈감, 생존의지 저하, 불면증 및 피곤증 등이 나타나 정신건강의학과 이철 원장과 상의하여 약물치료를 시작하였으며, 취침 전 약물 복용으로 증상이 거의 개선되었다

수면장애sleep disorder

　진단 초기에 REM 수면행동질환으로 수면 중 고함을 지르거나 일어나려 하다 낙상을 하여 이마의 열창을 봉합하는 등 매우 요란하고 위험한 잠을 잤는데 나는 파킨슨병과의 관련성을 인식하지 못하였다.

　그러나 담당 신경과 의사인 이광수 교수를 통해 파킨슨병의 한 증상임을 확인하고 수면제 처방을 받아 약 3개월 복용 후 완전히 개선되었다. 현재는 관련 수면제를 복용치 않고 있으나 안정된 수면을 취하고 있다. 그러나 최근 수개월 전부터 깊은 잠을 못 자고 소변과 상관없이 두세 차례 잠을 깨는 분할수면fractionated sleep이 뚜렷한 듯 보였으나 정신의학과 이철 원장의 의견으로는 70대에서 수면 중 한두 번의 깸은 정상일 수도 있어 지속적으로 관찰하기로 하였다.

발한發汗: Sweating

평소 땀이 없었던 나는 진단된 후 옷이 다 젖을 정도로 땀을 흘리게 되었으나 특별한 의학적 처치 없이 진단 10년 경과 후 정상적으로 회복되었다. 그러나 코로나바이러스COVID-19 감염 후 약 5개월 동안의 회복기에 다시 엄청난 발한을 경험하였다.

발한에 대한 치료는 없었으며 현재는 진단 전 상태로 회복되었다. 발한은 환자의 전신상태에 따라 변동이 심하여 획일화하는 것은 무리일 것으로 판단되었다.

변비

전구증상이었던 변비는 발생한 지 10년이 되어가는 지금까지 지속적으로 나를 괴롭히고 있다. 약물치료나 민간요법은 효능이 일시적이거나 없었다. 최근에는 식이요법과 좌약을 사용하여 이틀에 한 번씩 대변을 보고 있었으나 아직까지 자연스러운 배변은 아니다.

수주 전부터 간헐적이기는 하지만 좌약 없이 변의를 느끼고 전보다 덜 딱딱한 변이 나오고 있다. 이것은 식이요법의 결과라고 생각한다. 아침 혹은 아침과 저녁을 일반 식단에서 채식주의 vegetarian 식단(통밀빵, 아몬드 우유, 주스(케일, 바나나, 아보카드, 사과, 당근 사용), 또한 비건(vegan) 제품으로 치즈와 요구르트를 만들어 먹으므로 유제품 사용을 금한다)으로 바꾸어 식사를 하고 있기 때문으로 추정되었으나, 대변보기 사이 기간이 점차 3일 이상 되는 경우가 훨씬 많아 채식주의 식단이 변비에 효용성이 있는지를 단언하기 어려울 것으로 판단되었다. 현재까지 가장 효용성 있는 방법은 3일에 한 번 좌약 투여이다.

빈뇨, 절박뇨, 요실금

소변기능의 장애는 매우 심각하다. 파킨슨병 진단 약 6년 경과 후부터 간헐적 요실금이 나타나면서 시작된 소변장애는 약 10년째부터 1년 내지 2년간 심각하게 악화되었다.

대학병원 퇴직 후 상당기간 개원가에서 근무하였을 때의 일이다. 병원장실에서 화장실이 멀리 떨어져 있어 화장실에 가는 중 보행장애로 적절한 시간 내에 도착하지 못해 소변을 지리는 경우가 많았다. 결국은 양복바지 앞쪽 안감이 누렇게 변색되어 세탁소에 맡기는 일이 빈번하였다. 낮 시간의 소변장애뿐 아니라, 수면 중 4 내지 5회를 깨어 소변을 보는 빈뇨頻尿: Frequency로 인하여 숙면을 취하지 못해 다음 날 하루 종일 일이 손에 잡히지 않는 등 삶의 질이 형편없이 망가져버렸다.

약 1년 6개월 전 비뇨기과 이지열 교수에게 소변 관련 증상완화를 위한 전문적 치료를 의뢰하였고, 적정한 약제를 찾던 끝에 세 가지 약들(항이뇨제와 활동성 방광 치료제 두 가지)을 처방하기로 결정하였다. 현재까지 약 1년 6개월 가까이 복용 중인데 전술하였던 삶의 질을 떨어뜨리던 증상은 대부분 치료되었다. 요실금尿失禁: incontinence은 거의 없으며, 절박뇨切迫尿: urgency도 자체 조절이 가능할 뿐 아니라 밤에는 1회 정도만 소변 때문에 깬다.

피곤감Fatigue

피곤감은 이 질환에서 가장 흔히 볼 수 있는 증상 중 하나로서 육체적 정신적 피로에 의한 결과이다. 또한 약물 복용, 수면장애 혹은 우울증 등에 의하여도 발생한다. 허니문 시기를 지나면 더욱 자주 나타나는데 어떤 일을 하든지 한두 시간 이상 하기가 매우 어렵다.

지금은 은퇴했지만 2년 전 병원에 출근하던 때는 아무리 곤하여도 출근하여 외래에서 환자들을 보면 피곤함이 회복되는 것을 느낄 수 있었다. 이를 볼 때 피곤을 느끼는 증상에 심리적인 요소가 작용한다는 것을 짐작할 수 있었다. 따라서 피곤감을 극복하기 위해서 무조건 침상 안정이나 잠을 청할 것이 아니라 환자의 기호에 따라 일상에서 활력을 회복할 수 있는 일련의 활동을 찾아 하는 것이 좋을 것이다.

감각이상과 통증

　파킨슨병에서 무릎이나 어깨 같은 큰 관절의 관절통이 흔히 발생하며 특히 파킨슨병 진단 전에 발생하는 경우가 많아 퇴행성 관절염이나 불안정증으로 오진되어 수술치료하는 경우도 있으며, 수술 시 수술 결과가 좋지 않다. 우측 어깨 통증은 진단 약 1년 전 즉 병의 초기부터 관찰되어 정형외과 약물 및 관절 내 약물 주입 등 고식적 치료를 받았으나 증상의 호전이 없던 중, 파킨슨병 진단 후 약물치료 후 증상이 즉시 완화되었다.

　진단 후 10년 정도 경과 후부터 잠을 자기 위해 침대에 눕거나 신발을 탈착할 경우, 양측 발에 목 짧은 양말 모습의 분포로 감각 저하와 이상 감각 소견이 나타나기 시작했다. 발바닥에 얇은 종이가 깔려 있는 느낌이 들어 발을 디딜 때 감각이 무디어지는 듯하고, 발 전체가 모래 구덩이 속에 파묻혀 있는 듯한 감각이상이 나타난다.

더불어 여름 한철에도 발이 시려서 에어컨 바람에 직접 닿을 수 없으며 종종 저림 증상도 느낀다. 이런 증상은 나의 외래 환자들 중 다수의 노인 환자에서 흔히 호소하는 증상으로서 노인성 만성 말초신경염으로 진단하고 간질치료약 혹은 신경인성 통증 neuropathic pain 치료제로 치료한 바 있다. 나는 이 증상이 잠을 잘 수 없는 정도로 심하지는 않고, 현재 복용하고 있는 약이 이미 너무 많아 더 이상 약의 종류를 늘리기에는 부담스러워서 약물치료는 하지 않고 관찰 중이었는데 최근 특별한 치료 없이 증상이 악화와 회복이 반복되고 있다.

직립성 저혈압

　나로서는 최근에야 갖게 된 증상이다. 운동치료 중 누운 자세에서 일어날 때 어지럼증이 경미하게 나타나고 있다. 심각하지 않아 실제 혈압을 측정한 적은 없다.

| 관련 챕터 안내 |

+ 쇠진: 3부 〈재활치료와 개인운동의 중요성〉 참조
+ 요실금과 소변장애: 3부 〈수술 전 재활치료를 고려하라〉 참조

13년 차 파킨슨병 환자에서 관찰되었던 비운동 관련 증상

번호	증상	발현시기	주된 장애	치료	예후*	특이사항
1	치매, 인식 기능 및 신경 정신병증	진단 초기 혹은 후기 발생	환각: 30~40%에서 발현, 위협적 아님	약물투여(환각)와 작업 및 운동재활	G to B	항파킨슨약 부작용도 고려해야
2	우울증	진단 후 1년	가장 흔한 비운동증상	항우울증약제 등 약물치료	VG to G	파킨슨병 후기 노령에 편집증 등 정신병증될 수
3	수면 질환	진단 전 1~2년	분할수면 /REM	수면제 투약	VG to G	REM은 전구증상 진단초기 시 치료
4	변비	진단 전 5년	삶의 질 저하	경구약제와 좌약, 식이요법	NC to VB	전구증상 이후 현재까지 지속됨
5	소변 장애	진단 후 6년	빈뇨, 절박뇨, 요실금	비뇨의학과 약물치료	A/B	삶의 질 저하에 가장 영향을 줌
6	피곤감	진단 전후	같은 일을 1 내지 2시간 이상 시행 어려움 최근 2~3시간으로 개선	평소 하던 일에 적극적 참여, 지속적 운동치료	G to NC	도파민 투여보다 환자 의지 중요
7	감각 이상	진단 후 10년	양측 족부 mirror 효과	족부 피부 지각이상	G to NC	말초신경병변 에서도 관찰하는 소견
8	기립성 저혈압	진단 후 11년	누웠다 일어날 때, 허리 굽혀 머리를 숙일 때	경도 내지 중등도 어지럼증	처치 없음	관찰 중

* 예후: VG(very good): 매우 좋다, G(good): 좋다, NC(no change): 변화 없다, B(bad): 나쁘다
VB(very bad): 매우 나쁘다

적절한 치료로 증상을 완화할 수 있다

　　파킨슨병의 증상은 운동 관련 증상과 비운동 관련 증상으로 구분할 수 있으며, 나의 경험에 의하면 파킨슨병의 증상 중 일반 생활과 삶의 질에 가장 영향을 끼치는 것이 크게 네 가지였다.

첫째, 요실금/절박뇨
둘째, 근육강직과 이로 인한 자세 불안전증 및 근육동결과 보행장애
셋째, 척추변형 등 외형의 변화
넷째, 변비

　　이렇듯 내가 겪은 파킨슨병 증상의 특징을 보면 앞에서 열거한 증상들을 포함한 많은 증상들은 시간이 경과함에 따라 허니문이 지나며 점차적으로 발생하나, 적절한 치료를 시행하는 경우 증상이 완화되거나 치료될 수 있음을 알 수 있었다.

독자들의 참고를 위해 나의 복용약과 사용약들을 표로 제시한다.

2024년 4월 1일 현재 복용 혹은 사용 중 약제

복용약	약품명	복용시간					비고
		오전6시	오전10시	오후2시	오후6시	취침 전	
파킨슨약	퍼킨정	레보도파 300mg	레보도파 350mg	레보도파 350mg	레보도파 300mg		레보도파 1일총량 1,500mg
	스타레보					레보도파 200mg	
우울증 약	리보트릴					1정	
	브란텔릭스					1정	
치매방지	글리아타민	1정		1정			인지기능 개선
고혈압 고지혈	크레스논	1정					
	리피토	1정					
비뇨의학	미니린					1정	항이뇨효과
	베시케어	1정					과활동성 방광증상 개선
	베타미가			1정			과활동성 방광증상 개선
일과성 빈호흡 둘중선택	쿠에타핀						PRN (증상이 스스로 개선되지않을때) 1정
	자나팜						
변비	변비약					3 내지 4정	상품명: 메이킨
	좌약						음식조절과 복용약으로 개선되지 않으면
관절 및 일반 통증	케토톱 등 소염제 피부 패치나 연고						통증부 피부도포 (상품명: 케토톱)

* 표에 기술된 약제는 제조사와 판매에 대하여 나와 이익적 관련이 전혀 없음

파킨슨병 치료약제의 부작용

내가 투병 중 아직 경험하지 못한 중요 증상 중 치매와 인지기능장애를 지적한 바 있다. 그 밖에 무엇보다 중요한 증상의 경험이 없었음을 지적하지 않을 수 없다. 이는 파킨슨병 치료약제 투여 후 발생하는 운동장애dyskinesia 소견이다. 파킨슨병의 가장 효과적 치료제로 나도 복용하고 있는 레보도파의 부작용으로서 레보도파 복용 환자 중 약 80%에서 나타나는 레보도파 – 유발 운동장애levodopa-induced dyskinesia; LID 이다.

나를 비롯한 대부분의 환자들에게 레보도파와 칼비도파 corbidopa와 함께 투여하는 것이 파킨슨병 약투여의 기본처방이다. 임상추적검사상 칼비도파는 부작용이 거의 없이 증상치료 효과가 있음이 보고되고 있는 반면, 레보도파는 무도병舞蹈病, chorea, 도리깨질증ballism, 근육긴장이상 dystonia, 근육간대경련筋肉懇待痙攣: myoclonus과 같은 운동장애가 나타나게 되며 이를 LID라고 한다. 레보도파 투여 환자의 30%는 이 약물 투여 불과 3년이 경과 한 후 나타난다는 것이다. LID 위험요소는 젊은 나이에 파킨슨병이 발생한 경우, 여자가 남자보다 발생율이 높은 것으로 보고되고 있다.

나에게서 진단 후 약 10년이 경과하며 뚜렷하게 나타났던 경추부 변형이 처음 관찰되었을 때 LID로 추정하였으나 결국은 파킨슨병의 운동 관련 증상으로 판단된 바 있다.

LID의 치료는 치료제의 복용예: amantadine과 수술치료인 심부뇌자극술Deep Brain Stimulation 등이 있다. DBS 경추부 dyskinesia에 대하여 LID의 가능성 하에 수술치료를 계획하였었으나 부작용이 아니라 취소하였다.

요양원 치료의
필요성과 요구조건

파킨슨병 증상의 발현 후 진행은 환자에 따라 다양하게 나타난다. 앞에서 열거한 내가 겪은 파킨슨병 증상만 보아도 그 다양성에 놀람을 금치 못할 것이다.

초기에는 통상 경미하며, 편측에만 나타날 뿐 아니라 약물치료에 잘 반응한다. 소위 허니문 시기이다. 병의 진행에 따라 약의 양이 늘지만 반응에 대한 신뢰도는 점점 떨어질 뿐 아니라 항파킨슨 약제가 장애성 이상운동을 유발할 수 있다. 그 밖에도 하지불안증, 구음장애 등 치료가 잘되지 않는 증상도 나타나기 시작한다. 약 10년이 경과하며 현재까지 치료법이 아직 뚜렷하게 제시되지 않은 비운동관련 증상들 예를 들면 인지기능장애, 치매 등이 나타난다.

결과적으로 본 질환은 환자의 의존적 경향을 증대시켜 요양원 입원의 필요성을 유발한다. 사망률도 증대되는데 노령의 파킨슨병 환자로서 치매를 앓고 있는 경우가 사망률 증가를 예시하는 가장 확실한 지표이다.

불필요한 요양원 입원을 피하자

파킨슨병 환자의 요양원 혹은 요양병원 입원은 파킨슨병 치료에 있어 반드시 언급해야 할 주제이다. 최근 일반인들뿐 아니라 파킨슨 환자들의 수명도 늘고 있으며 요양원 사망 건도 증가하고 있다. 그러나 네덜란드와 미국의 2018년 보고에 의하면 이들 국가들에서 파킨슨병 환자 가족들의 간절한 바람은 환자의 임종을 가족과 함께 집에서 맞이하는 것이다.

따라서 이들은 원치 않는 입원을 방지하고 자택 임종을 가능케 하기 위해 지역사회에 훈련된 건강치료사가 입원치료의 지침을 가지고 환자를 파악하고 지역병원과 연계하여 파킨슨병 전문 요양소 입퇴원을 추적 관리할 때 예정되지 않은 입원을 막을 수 있다고 했다. 우리나라의 경우는 아파트와 의료시스템 환경에서 자택 임종이 어렵다면 임종 전 가까운 병원의 병실이나 병원에 임종실이 있을 경우 임종실로 옮겨, 가족들이 함께 임종을 맞이하는 것이 좋을 것이다.

한국의 경우 대부분의 파킨슨병 환자들이 동반하는 치매나 신경정신병증은 비교적 경증이어서 약물치료만큼이나 재활물리치료가 중요하므로 굳이 요양원 입원치료가 필수적으로 요구되지 않을 것이다. 비교적 경미한 치매나 경도의 정신의학적 상태의 파킨슨 환자에서 가족들의 무관심 및 귀찮거나 집안 사정에 의하여 환자의 의사와 반하는 원치 않는 입원이 발생할 수 있다. 나는 아직 치매나 인지기능의 장애가 뚜렷하지 않으므로 나의 경험에 근거한 것은 아니지만 문헌 검색 등의 자료만을 근거하여 파킨슨병 환자의 요양원 입원기준을 다음과 같이 정리하였다.

요양원 입원이 요구되는 조건들

요양원 혹은 요양병원에 입원이 반드시 요구되는 경우는 파킨슨병으로 진단된 환자로서 일반 가정집에서 치료하기에 어려운 아래와 같은 문제점 중 최소한 하나를 동반한 경우이다.

신경외과 전문의 파킨슨병 실제 투병기

첫째, 중증 치매와 정신의학병증을 함께 앓고 있는 환자로서 파괴적 혹은 공격적 성향을 보이는 환자 또는 심한 피해망상을 보이는 환자로서 특히 배우자를 심하게 박해하는 환자

둘째, 극심한 경직과 이상운동증 등 운동관련 증상으로 침상 자리보존하고 있는 고령의 환자로서 파킨슨병과 관련된 다른 증상들 특히 운동장애에서 보행동결과 근육긴장이상dystonia 및 비운동증상에서 연하장애, 교감신경장애 등 극도의 돌봄이 요구되는 증상을 동반한 경우

셋째, 낙상fall 사고 후 중증의 척추골절을 포함한 신경마비가 관찰되며 수술을 포함한 가용한 진통치료에도 불구하고 조절이 안 되는 극심한 통증을 호소하는 경우

이러한 파킨슨병 환자 요양원 혹은 요양병원 입원조건은 개인의 제언이며 이와 유사한 조건에 해당되는지와 중증의 정도는 신경과, 신경외과, 정신건강의학과, 재활의학과 전문의 등에 의하여 판단되어야 할 것이다.

🏥 요양원과 요양병원의 차이

요양병원과 요양원의 가장 큰 차이는 의료서비스가 시행되며 병을 치료할 수 있느냐 없느냐와, 30베드 이상 입원치료실이 있느냐 없느냐이다. 그 밖에 요양병원은 비용의 대부분을 환자가 부담하는 반면, 요양원은 장기요양보험가입자에 한하며 일상생활에 어려움을 겪는 노인들에게 생활의 편의를 정부가 일부 지원하는 것이다.

따라서 요양원의 경우 입소자가 일상생활에 어려움을 겪는 노인인 반면, 요양병원은 의료치료가 필요한 환자들을 대상으로 한다. 우리나라의 경우 요양원과 요양병원을 혼용하여 사용하는 경향이 있다.

대부분의 파킨슨병 환자는 새로운 증상이 나타나는 경우 요양병원을 이용해야 할 것이며, 증상이 고착된 경우에는 요양원을 이용해야 할 것이다.

병의 진행에 따라 파킨슨병 약의 양이 늘지만 반응에 대한 신뢰도는 점점 떨어질 뿐 아니라 항파킨슨 약제가 장애성 이상운동을 잠재적으로 유발한다. 그 밖에도 하지불안증, 구음장애 등 치료가 잘되지 않는 증상도 나타나기 시작한다. 약 10년이 경과하면 현재까지 치료법이 아직 제시되지 않은 비운동 관련 증상들,

예를 들면 인지기능장애, 치매, 정신병, 우울증 등이 나타난다. 결과적으로 본 질환은 환자 삶의 질에서 의존적 경향을 증대시켜 요양원 입원의 필요성을 유발한다.

반면에 대부분의 파킨슨병 환자들이 동반하는 치매나 신경정신병증은 비교적 경증이므로 약물치료만큼이나 재활물리치료가 중요하다. 따라서 굳이 요양원 입원치료가 필수적으로 요구되지 않을 것이다.

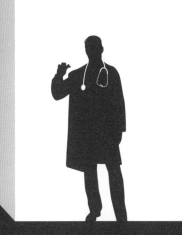

3부

파킨슨병과
어떻게
싸울
것인가

파킨슨병을 완치시킬
치료법은 없다

　파킨슨병의 완치를 위한 치료법은 없다. 이와 같이 병의 근원적 치료가 없을 경우에는 발현하는 증상을 적절히 치료하여 환자의 삶의 질을 향상시키는 것이 치료의 원칙이다. 여기에는 재정적, 사회적, 그리고 가족들 간의 관계 형성 등 수많은 요소들에 의하여 영향을 받게 된다. 이와 같은 다양한 요소들은 환자의 처치 및 치료 효과에도 큰 영향을 미칠 것이다.

　따라서 증상의 다양한 발현 형태를 시작으로 이 요소들에 대하여 분석하고 대책을 제시하려 한다. 파킨슨병을 치료하는 과정에서 한 가지 안타까운 것은, 병의 근본적인 원인을 제거하는 치료법이 아직 존재하지 않는다는 것이다.

40년간 제자리 걸음인 치료법

1986년 영국 글래스고 대학 유학시절, 나의 실험 담당교수이었던 내 나이 또래의 제임스 맥칼라James McCulloch 의약학 교수가 영국의 항뇌신경퇴행 억제제 개발프로젝트에 참여하고 있었다. 사석에서 맥칼라 교수는 나에게, 파킨슨병의 치료약제를 개발하여 노벨상을 받는 것이 그의 꿈이라 하였으나 40년이 경과한 지금까지 아무 소식이 없는 것을 보면 꿈을 이루지 못한 것 같다.

파킨슨병 환자의 유병률은 전 인구의 0.3%, 60세 이상 인구의 1%, 국내에는 약 13여 만 명으로 추정하고 있다. 파킨슨병 치료의 시간적 변화에 대하여 언급하기 전, 신경질환을 다루는 의사 중 한 명으로서 답답하고 쑥스러운 사실을 고백해야 할 것 같다. 내가 파킨슨병에 대하여 처음 알게 된 것은 의과대학 본과 2학년 때이다. 그 당시, 즉 1974년도 지금으로부터 49년 전 의대생들이 읽는 교과서에 파킨슨병의 치료법은 현재의 치료법과 거의 동일하였다. 즉, 도파민 약제 약물치료가 본 질환의 기본 치료이며 심부뇌 전기자극술을 위한 전극의 뇌 내 삽입수술과 물리치료 등의 치료법들이 있음이 기술되어 있었다.

불행하게도 49년이 지난 현재의 파킨슨병 치료의 기본 지침은 과거에 비해 뚜렷한 변화가 없다. 그 당시, 새로운 원인적 치료법으로 줄기세포 이식술과 바이오테크놀로지를 기본으로 한 약물 및 유전자 치료 등이 제시되었으나 그 후 오랜 기간이 지났는데도 불구하고 임상의 적용이 시험적 시도 외에 공식적으로 허용되지 않아 일반 환자에게 시행되지 않고 있다. 이는 허용되기 위하여 요구되는 수많은 객관적 데이터를 제시하지 못하였거나, 동물실험에서 얻은 효과가 실제 환자에게서 나타나지 않고 있기 때문이다. 지난 40여 년 동안 가능성이 있는 새로운 약재나 치료법이 제시되었는데도 불구하고 이와 같이 실용화가 늦어지고 있는 것은 안타까운 일이다.

이와 같이 새로운 원인적 치료법이 수십 년이 지난 현재까지 공식적 치료법으로 제시되지 않는 것은 새로운 치료법이 공신력 있는 여러 병원들이 참여하는 검사 전 완벽에 가깝게 기획된 무작위 치료에 의한 결과가 아니기 때문이다. 공인되지 않는 파상적인 성공 예들의 제시만으로 파킨슨병이 좋아졌다 할 수 없다.

아직까지 원인적 치료에 의한 완치시킬 치료법이 존재하지 않는 것은 파킨슨병 환자들에게는 큰 불행이 아닐 수 없다. 위에 열거하였던 원인적 치료법들 중 멀지 않아 진정한 치료법이 제시될 수 있게 되기를 바란다.

신경외과 전문의 파킨슨병 실제 투병기

적극적으로 증상의 해결방법을 찾아라

내가 투병기를 쓰며 느끼는 것은 파킨슨병 초기의 환자에게 가능하면 입원하여 정밀하게 검사하는 것이 필요하다는 것이다. 파킨슨병의 증상은 매우 다양하게 나타나며 다양한 전문의의 의견과 치료가 요구된다. 이를 효율적으로 시행하려면 외래에서는 한계가 있을 것이기 때문이다. 증상 하나 하나가 삶의 질을 떨어뜨릴 수 있다. 주치의는 어느 파킨슨병 증상도 소홀히 생각해서는 안 될 것이며 가능한 해결을 하도록 최선을 다해야 한다.

수년 전 내가 다니는 교회에 장로님 한 분이 80세가 다 되어 파킨슨병으로 진단되었다. 짧았던 허니문 기간이 지난 후 실족하여 넘어지는 사고 후 심한 요통과 양하지 통증의 발생으로 일어나 앉을 수 없어 몇 개월째 누워 지내신다 했다. 사고 후 찍은 MRI를 보니 제3 요추체의 방출성 골절로 척추관으로 전위된 골편들로 인한 하지 신경들의 협착성 압박상태이었다. 사고 후 치료하던 병원에서는 나이가 많고 파킨슨병을 이미 지병으로 앓고 있으니 수술 불가라 판정하였다 한다.

나는 환자에게 물었다, "감압술 후 고정하는 수술을 하면 최소한 앉을 수 있는데 위험해도 수술을 받겠는가?"고. 수술을 결정

후 나는 제자 류경식 교수에게 수술을 부탁하여 수술을 받은 후 앉게 되었으며 휠체어를 탈 수 있게 되었다. 내 의견으로는 당시 수술 않고 그대로 누워지냈다면 2년이 지난 지금쯤 돌아가셨을 것이다. 파킨슨병 환자의 주치의는 환자의 입장에서 치료법을 찾아 해결하려는 적극적 자세가 요구된다.

신경외과 전문의 파킨슨병 실제 투병기

수술 전 재활치료를 고려하라

나는 의사이며 환자인 입장에서 의학적으로 확인되지 않은 제3의 치료법에 대해 신뢰하지 않았다. 특히 주치의가 권고하지 않는 경우 더욱 그랬었다. 물론 침술 등 민간치료요법 등 비의료요법도 치유의 기대 없이 몇 번 시도한 바 있다. 그러나 정규치료인 재활치료는 평범하고 극적 효과를 기대하기 어렵다는 선입관을 가졌었기 때문에 민간요법과 달리 치료법으로 고려하지 않았던 것 같다.

편협하다고 할 이러한 선입관이 진단 후 상당기간 동안 약물치료, 보톡스 주입 혹은 뇌 심부전기자극기 삽입수술 등의 전통적 치료방법에만 몰두하게 하였다. 반면, 재활치료처럼 기초적이고 시간을 소모하는 듯한 치료는 고려하지 않았다. 내가 읽은 어느 신경외과 교과서에도 파킨슨병에서 관찰되는 척추변형 치료

수술 전 재활치료를 먼저 시도해보고 증상의 개선이 없는 경우 수술치료를 시행하라고 기술되어 있지 않았다. 놀라운 사실은, 돌이켜볼 때 결국 재활치료가 나의 외모적으로나 심리적으로 가장 중요한 증상을 완화시키는 데 중대한 기여를 했다는 것이다.

척추외과 의사의 선입견을 바꾼 재활치료 효과

나는 잘 알려진 척추외과 의사였다. 나에서 관찰되었던 두부가 좌측 전방으로 떨어진 상태에서 경흉추 후굴 변형을 동반한 중증 사경은 광범위 경흉추부 전후방 감압 및 유합 고정술의 적응증으로 판단되어 수술치료를 환자와 보호자에게 권하였을 것이다. 이와 같은 척추변형 환자였던 나는 전면에 서 있는 사람의 발 외에 상대편 얼굴을 볼 수가 없었다. 이 경우 환자의 일상이 어려워 수술을 서두르려고 할 뿐, 치료기간을 예상하기 어려우며 긍정적 치료결과도 확실히 제시할 수 없는 재활치료는 통상적으로 고려하지 않는다.

그러나 이와 같은 통상적 수술은 외과의사로서 편협한 판단이었음을 내가 환자가 되어서야 깨달아 알게 되었다. 실상은 이들 환자의 수술 치료 후 실패율, 재발률 및 재수술 예 등을 함께 고려하면 장기간 추적검사상 완벽한 성공률은 50%도 힘들 것으로 추정된다. 나도 이러한 상황을 잘 알기 때문에 수술치료는 뒤로 미루고 재활 치료를 매일 시행하던 중 증상의 완화가 보여 재활 치료를 지속한 결과 변형이 치유되었던 것이다.

파킨슨병의 척추변형은 척추 주변 근육의 비정상 강직과 조정 불균형에 의한 것임에 틀림없다. 반면 변형을 위한 수술치료는 주로 척추뼈의 안정을 도모하기 위한 수술이다. 다시 강조하고 싶은 것은 근육의 이상 경직으로 발생한 병을 병의 직접적 원인도 아닐 뿐 아니라 그 상태에서 실제 안정화에 기여하고 있는 정상 척추뼈를 안정화의 미명 아래 수술로서 손상을 주니 수술 성공률이 높아질 수 있겠는가?

소변장애와 연하장애 및
발성장애 치료 경과

그 밖에도 진단 약 6년 경과 후부터 간헐적 요실금으로 나타나기 시작한 소변장애는 약 10년 째부터 1년 내지 2년간 사이에 악화되었다 특히 낮 시간에는 절박뇨와 요실금이, 수면 중에는 빈뇨가 나를 심각하게 괴롭혔다. 신경과의 권고도 있었으므로 진작 비뇨의학과를 찾아가 의논을 했어야 했다.

60대 중반의 젊다면 젊은 나이에 노인들에게서도 흔하게 볼 수 없는 증상을 가지고 비뇨기과 후배교수를 찾아가기 창피해서 혼자 의지와 짧은 지식으로 해결해보려 시도하며 차일피일 미루다 마지막 1년은 더 이상 혼자 감당할 수 없어 비뇨의학과 이지열 교수를 찾아갔었다. 수개월간의 다양한 약물조합 시도 끝에 결정된 약들을 복용한 후 비뇨의학과 문제는 해결되었으며 2년째 뚜렷한 증상의 재발 없이 복용 중이다.

　반면 연하장애와 발성장애의 경우 위의 경험을 근거로 초기에 재활의학과에 도움을 받아 검사를 시행하여 연하장애를 확인하고 재활치료를 시행하여 6개월의 전기자극 등의 치료 후 증상의 뚜렷한 호전을 얻었다. 최근 발성장애가 진행되고 있음이 인지되어 발성장애에 대한 재활치료도 시도하고 있다.

사람마다 치료효과는 다르다

　제3의 치료법을 주치의와 상의 없이 자의로 장기간 시도하였던 경우가 있었다. 고용량 글루타티온 정맥주사치료Glutathione IV, 600mg/vial×5vials=3000mg/1회로 매주 1 내지 2회를 2016년경 시작하여 2021년까지 약 5년간 지속적으로 맞았으나 파킨슨 증상 중 어느 것도 주사치료 전과 비교하여 완화되거나 치유되는 조짐이 관찰되지 않았다.

　이 약제의 선전 동영상을 보면 파킨슨병에 의한 극심한 보행장애를 보이는 환자가 주사를 맞은 직후 정상 걸음걸이가 가능할 정도로 보행장애의 극적 회복을 보여주고 있었으나 나에게는 결코 그 같은 기적이 일어나지 않았다.

　이와 같은 내가 시도하였던 고가의 약물인 글루타티온 주입 시 수차례 임상적 시도에서 기대되는 결과가 도출되지 않을 뿐 아니라 시 약품이 고가임을 고려할 때 미련을 과감히 버리고 더 이상의 시도는 필요치 않을 것으로 사료되었다.

 ## 편협한 사고에서 벗어나라

나는 파킨슨병으로 진단되기 전, 꾸준히 파킨슨병의 가능성을 부정했었다. 척추신경외과 의사로서 파킨슨병에 대한 지식은 많지 않았지만, 이 병에 걸리면 근육에 경직이 생겨 수술 등 적극적 임상 활동이 불가능해지며, 짧은 시간 내에 생을 마감해야 되는 것으로 인식하고 있었다. 그러기에, 이 질환에 걸렸다는 것을 인정하기란 여간 어려운 일이 아니었다.

나는 평소 어려운 일을 당하였을 때 차분하고 냉철하다. 파킨슨병이 확진되었을 때도 조금의 자세 흐트러짐이 없었다. 그러나 마음속으로는 엄청난 자괴감이 몰려왔다. 나는 크리스천이다. 하나님의 뜻이라고 받아들이기에는 너무나 벅차고 감당하기 어려웠다.

확진된 후 내 몸에 대한 객관적인 관찰을 한 결과, 많은 파킨슨병 증상이 확인되었다. 가족들은 물론이고 주변의 친지들이 놀라 찾아와 여러 가지 의학적으로 확인되지 않은 치료법들을 권하였다. 나로서는 의학적 근거가 없는 수많은 치료법들을 받아들이기가 어려웠다. 나는 이러한 상황을 두고 나 자신이 편협적이었다고 생각하지는 않는다.

그러나 확진 후 12년간 경추부 근강직과 변형 소견의 발현에도 불구하고 약물치료에만 의지하였던 것과 3~4년간의 배뇨장애에 의한 삶의 질 저하에도 불구하고 전문가에게 도움을 청하지 않고 혼자 해결하려 시도했던 것은 자신의 지식을 앞세웠던, 그리고 건강보다 자존심을 먼저 생각하는 나의 보수적이고 편협한 사고가 초래한 결과라고 생각한다.

신경외과 전문의 파킨슨병 실제 투병기

다양한 과의 협진체제 구축하라

　파킨슨병은 특수한 경우를 제외하고는 급성질환이라기보다는 만성질환이며, 상당기간을 경과하며 다양한 증상이 나타나기 때문에 신경과나 신경외과 단일과로는 적정한 치료방법을 선택하기 쉽지 않다.

　따라서, 앞에서 전술한 '편협한 사고의 결과'를 해소하려면 임상증상의 다양성을 감안할 때 재활의학과를 포함한 신경과, 신경외과, 정신의학과, 비뇨의학과 및 정형외과 등의 협진체제를 위한 팀을 구축하되, 가능하면 파킨슨병에 주관심을 갖고 있는 전문의로 구성하여 문제가 되는 증상과 관련하여 어느 과이든지 증상의 완화나 치료 가능성을 제시함으로써 함께 논의해 시행하는 것이 절실히 요청된다 하겠다.

　파킨슨병의 일반적인 증상, 즉 손떨림, 치매, 근육 경직과 관

련된 것들의 적절한 약물치료를 위해서는 신경과에서, 약물치료
로 해결이 안되는 떨림 증상과 레보도파 유발 약 부작용인 운동
장애 및 근육경직에 의한 일부 변형의 수술치료를 위하여는 신
경외과에서, 파킨슨병과 함께 가장 흔히 나타나는 우울증과 치매
및 더욱 악화된 정신의학적 질환 치료를 위해서는 정신의학과에
서, 소변 장애에 대한 비뇨의학적 치료, 관절염과 척추변형에 대
한 치료를 위해서는 정형외과에서, 아울러 약물치료로는 쉽게 조
절되지 않는 보행장애, 근육강직과 척추변형 등의 치료를 위해서
는 재활의학과에서 각각의 의견이 요구된다.

신경외과 전문의 파킨슨병 실제 투병기

파킨슨병 전문병원이 필요하다

파킨슨병의 확진을 위해 관련 임상과 간의 협진체제가 활성화되어야 함은 자연스럽게 전문병원의 설립 타당성을 제시하게 한다. 파킨슨병은 만성 질환이며, 상당기간을 경과하며 다양한 증상이 시간차로 나타난다. 그런데 현 의료제도에서 통상적으로 수행 중인 주치의 제도에 따라 신경과나 신경외과 외래로만 치료를 받는 경우 새로운 증상이 발현된 환자가 짧은 외래 진료시간 동안 주치의에게 새 증상이 파킨슨병과 관련이 있는지 묻지 않는 한 다음 진료일인 3 내지 6개월 후까지 기다려야 한다.

이 경우 환자는 개선 가능한 증상을 가지고도 나쁜 상태에서 수 개월간 생활하다가 치료 시기를 놓쳐 다음 외래 진료 시에는 이미 불치의 상태가 되어 손을 쓸 기회를 잃어버리는 결과를 초래할 수 있다.

전문병원에서는 이러한 실수가 없도록 새로운 증상 발현 여부를 확실히 모니터링할 수 있는 외래면접 시스템을 구축하고, 재활의학과, 비뇨의학과, 정신건강의학과 및 정형외과 전문의와 실시간으로 협의하여 증상과 가장 연관되는 과로 입원하여 확실한 치료법을 찾은 후 다시 외래치료를 시작한다. 다시 말하면, 입원 후 수술과 비수술 치료와 외래 검사와 치료 및 병원 행정을 파킨슨병 위주로 운영함으로써 파킨슨병의 모든 것을 실시간으로 해결하려는 시도이다.

나는 이 책을 집필하며 파킨슨병과 환자들에 도움이 되었으면 하는 분들께 감히 제언드린다. 파킨슨병 환자전문 병원 혹은 요양병원의 설립이다. 이들 환자의 치료에는 다학제간 유기적 협조가 요구되며 병이 만성적 성격을 가지고 있을 뿐 아니라 다양한 증상이 시도 때도 없이 발현되므로 적절하고 빠른 대책을 위하여는 증상에 전문성을 갖고 있는 의료진이 상존하여야 한다.

더욱이 운동치료와 작업치료를 포함한 재활치료를 매일 받아야 함을 고려할 때 파킨슨병 전문 요양병원을 설립하여 파킨슨병 환자의 케어care만을 위하여 운영하는 경우 피킨슨병 환자들의 삶의 질이 뚜렷하게 개선될 뿐 아니라 다른 노인분들과 비교될 생존율이 유지될 것이다. 또한 환자들 간의 정보교환에 의한 안

정된 삶을 갖게 될 것이다. 파킨슨병 전문 요양병원이 설립되는
경우 입원치료의 조건이 새로이 제시되어야 할 것이다.

재활치료와 개인운동의 중요성

파킨슨병에서 재활치료의 치료효과에 대하여는 이미 전술된 나의 임상경과를 통하여 확인한 바 있다. 본 질환의 기본적 치료법은 약물치료로서, 이러한 도파민 계통 약물치료에는 시간이 경과하며 치료효과가 점차 소실되거나 부작용이 발생하는 등의 한계가 있다.

 ## 예상 외로 효과를 본 재활치료

반면 재활치료와 운동치료 등 물리치료Physiotherapy는 약물치료의 보조요법으로 뇌피질의 가소성을 증진시키고 도파민 분비를 촉진하는 것으로 보고되고 있으며, 운동성뿐 아니라 비운동성 증상도 효과적으로 증진시키는 것으로 보고되고 있다.

이러한 결과를 볼 때 치료효과의 허니문 기간이 남달리 길었고 코로나바이러스에 감염되었을 때와 심한 경추변형 외에는 비교적 안정된 경과를 보였던 것이 진단 직후부터 현재까지 13년간 일주일에 한두 번, 매번 한 시간씩 개인운동PT: Personal Training을 한 덕분이 아니었나 생각하며, 파킨슨병뿐 아니라 소아마비후 증후군에도 효과를 보였을 것이다.

흥미로운 것은 최근 집에서 쉴 때는 간혹 나타나곤 하던 보행동결freezing이나 쇠진wearing-off이 운동 중에는 단 한 번도 나타난 적이 없으며, 전신 피곤감이 뚜렷할 때 오히려 병원에 출근하거나 운동치료를 하면 피곤함이 사라지고 컨디션이 회복되었다.

파킨슨병 환자의 80%에서 각종 보행장애가 관찰되며 보행동결freezing과 자세불안정증 등의 증상과 함께 넘어지는 사고를 유발하며 이는 파킨슨병 환자의 사망률을 증가시킨다. 파킨슨병 환자에서 물리치료의 광범위한 적용은 하지근력을 강화시킴으로써 자세의 안정을 증대시켜 넘어지거나 떨어져 발생하는 외상의 유병률과 사망률을 감소시킬 것이다.

나의 재활치료일지- 물리치료

    나의 개인운동과 재활치료에 대한 내용을 보다 자세히 기술함으로써 장기간의 치료로서 발생하는 많은 문제들을 어떻게 해결해야 할지 방법을 제시하여 보겠다.

    양하지 마비가 발생한 후 병원에 입원하였을 때 나는 물리치료를 재활의학과 전문의의 처방에 의하여 처음 시작하였다. 운동치료와 작업치료를 받았는데, 운동치료의 경우 중증 척추변형과 비정상 근육 강직에 의한 통증을 치료하기 위하여 목과 어깨 후방 근육들을 운동치료사의 팔꿈치로 강하게 압박하는 마사지를 시행하였으며, 작업치료사는 목과 어깨 뒤쪽과 양측 강직된 근육을 가볍게 마사지를 하며 풀어주었다.

    또한 기존 흉요추부에서 관찰되는 퇴행성 측만증의 사경과의 관계를 고려하여 흉추부로 마사지 등도 시행하였고, 이동 시 몸을 곧게 세운 후 다리를 옮겨 걷게 했다. 그 밖에는 모터가 달린 motormed, stepper 등 자전거형 기계들로 수의적 혹은 불수의적으로 다리운동을 하도록 하였다. 반면 작업치료실에서는 목의 후방과 후측방 근육들을 선택적으로 마사지 후 정교한 손의 움직임을 유도하는 치료를 진행하였다.

약 일주일의 입원 치료 후 퇴원하여 이러한 치료를 외래에서 현재까지 거의 매일 꾸준하게 진행하고 있다. 치료 중 약 3, 4개월이 경과한 후부터 교회에 참석하면 교인들이 내가 많이 좋아 보인다고 말하기 시작하였다. 약 6개월이 경과한 후부터는 러닝머신의 속도가 약간 증가하고, 8분까지도 걸을 수 있게 되었으며, 작업치료실에서 정밀한 손운동의 능력도 상당히 향상되기 시작하였다. 8개월이 경과한 후부터는 오른쪽에서 치료사가 보조하며 왼쪽 손에 지팡이를 짚고 걷는 운동을 하게 되었다. 처음에는 약 5 내지 6m의 공간을 돌았는데, 3개월 정도 경과한 후부터는 4바퀴 이상도 걸을 정도로 회복되었으며, 놀라운 일은 경추의 심한 변형이 거의 사라져 관찰되지 않게 된 것이다. 이와 같은 척추변형의 호전은 약물 등 새로운 치료의 추가 없이 이루어진 결과였다.

나의 재활치료일지- 개인운동

　이전 약 10년간 개인적으로 1주일에 약 2회 시행하였던 개인 운동은 우측 하지의 근력 저하, 사실대로라면 소아마비후 증후군에 대한 치료가 중점적이었으며, 나머지 운동은 상체의 근육 양 유지와 몸 전체의 유산소 운동이 주로서 파킨슨병의 증상과 직접적 관련은 없어 파킨슨병 증상 완화를 위하여 반드시 필요한 처치는 아니었다.

　그러나 전술한 바와 같이 파킨슨병이 기본적으로 운동장애임을 고려할 때 별도의 개인운동이 장기적 안목으로 볼 때 파킨슨병 치료에 도움이 될 것으로 추정되었다. 개인운동은 고액의 비용이 소요된다. 그러므로 가능하면 수개월 정도만 체육관 코치에게 PT를 배운 후 자가치료를 가족이나 요양보호사의 도움하에 시도하는 것도 대안이 될 것이다.

나 또한 파킨슨병이 진단된 이후부터 허니문 기간이었지만 일주일에 두세 번을 재활치료실에서 파킨슨병과 직접 관련된 운동치료 등을 받았었다면 더 좋았지 않았을까 하는 아쉬움이 남는다. 나는 상당기간 개인 운동을 한 덕분에 상당기간 비교적 몸의 자세 등이 무너지지 않고 유지할 수 있었던 것 같다.

tip   # 파킨슨병에 좋은 재활운동법

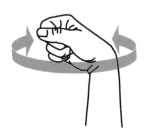 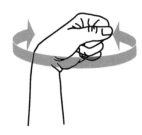

손목 돌리기

주먹을 가볍게 쥐고 손목을 안팎으로 가볍게 돌려줍니다.

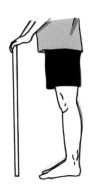 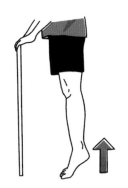

발뒤꿈치 들어올리기

지지할 수 있는 물건을 단단히 잡은 후 발뒤꿈치를
들어올렸다가 내리는 동작을 반복합니다.

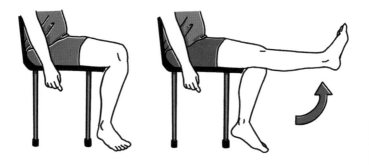

다리 들어올리기

무릎을 곧게 편 상태를 다리를 들어올린 후 가능한 한 버텨봅니다.

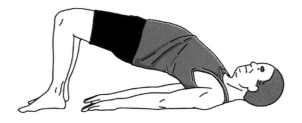

엉덩이 들기

편안하게 누운 상태에서 다리를 직각으로 구부린 후
허리를 높게 들어올려줍니다.

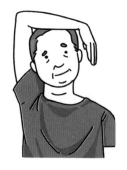 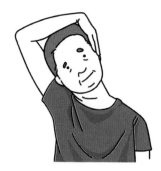

고개 기울이기

한 손으로 반대쪽 귀를 감싸듯이 잡습니다.
그리고 고개를 지긋이 누르며 기울여줍니다.

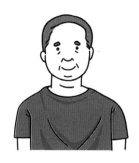 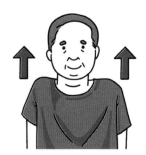

어깨 으쓱하기

어깨를 가능한 한 높이 올린 후
한동안 버티다가 다시 내리기를 반복합니다.

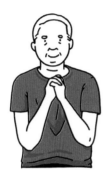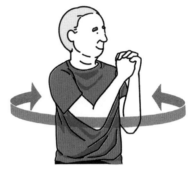

몸통 돌리기

양손으로 깍지를 킨 후 다리는 고정시킨 채
허리만 좌우로 천천히 돌려줍니다.

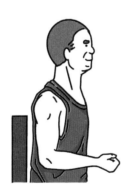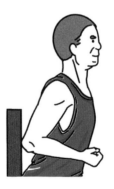

어깨 뒤로 당기기

주먹을 쥐고 팔꿈치를 구부립니다.
팔꿈치가 뒤로 빠지도록 어깨를 당겨줍니다.

투병생활에 도움이 되는 정보들

 산정특례 및 장애 판정

파킨슨병 환자라면 이미 알고 있겠지만, 파킨슨병은 산정특례
라는 보험급여치료비의 특별 혜택을 통하여 치료비용 부담을 일
반환자와 비교 시 훨씬 덜 수 있다. 즉, 일반보험환자가 치료비의
30%를 본인이 부담한다면, 산정특례인 파킨슨병 환자의 경우 파
킨슨병과 관련된 의료비는 비급여를 제외하고 10%만 부담하면
된다.

그 밖에도 나와 유사한 정도의 증상을 가지고 있는 환자는 장
애 판정을 받을 것을 권한다. 장애 판정을 받는 경우, 휠체어와
같은 장애 보호장구를 국가 보조로 대여할 수 있으며, 역시 국가

신경외과 전문의 파킨슨병 실제 투병기

의 도움으로 적은 비용으로 매일 3 혹은 4시간 동안 요양보호사가 자택을 방문하여 식사, 목욕이나 운동, 외출 등 환자 홀로 시행하기 어려운 일들에 직접적 도움을 줄 수 있다.

 ## 맞춤형 재활치료 프로그램

파킨슨병의 전형적인 증상에는 연하장애Dysphagia와 발성장애Dysphonia가 있다. 나는 진단 후 10년이 경과한 이후부터 물을 마실 때나 유동식을 섭취할 때 종종 사레가 들고는 하였다. 그러던 중 2022년 초부터는 하루에도 여러 차례 사레가 들며 목소리의 변화도 뚜렷하게 감지되었다. 그러나 나는 이 증상을 완화시키기 위하여 내가 할 수 있는 것은 아무것도 없다고 생각하여 치료를 포기하고 있었다.

그러던 중, 매일 방문하는 작업치료실 벽에 '대한연하장애학회'의 안내 포스터를 발견하였다. 나는 깜짝 놀라 재활의학과 교수를 만나 나의 상태를 이야기하였다. 바로 연하장애를 확인하기 위한 비디오 투시경 연하검사여러 가지 형태의 음식, 예를 들면 죽과 같은 유동식, 빵과 같은 고형식, 주스와 같은 액체 음료 등에 형광물질을 섞어 연하기능을 연속촬영으로 검사하는 방법를 시행하여 액체 음료를 연속 섭취 시 두 번째 섭식된 음료의 일부가 기도로 들어가는 양상을 확인하였다.

연하장애를 공식적으로 확인한 후 전기 자극치료를 포함한 후두, 구강 내 근육 강화 및 음식의 연하를 위한 훈련을 2022년 9월부터 11월까지 일주일에 세 번씩 시행하였다. 그 결과 사레가 드는 횟수가 하루에 한 번 있을까 말까 하는 정도로 회복되었고 추적 투시경 검사상 기도로 흘러들던 액체 음료의 기도흡인이 관찰되지 않았다. 전기자극치료는 연하가 치유됨으로써 보험혜택을 못 받게 되었으므로 구강-후두 등의 근육강화만 1주 2회 시행하고 있다. 나로서는 기대하지도 않던 결과였던 터라 비록 완치는 아닐지라도 치유의 기쁨이 매우 컸다.

현재까지도 일주일에 2회씩 후두, 구강 내 근육 강화 운동을 하고 있으며, 사레는 거의 관찰되지 않고 있다. 이것은 재활치료가 나에게 준 또 하나의 선물이었다. 그동안에는 연하장애만 있을 뿐 발성장애는 뚜렷하지 않았으나, 이 책을 집필하고 있는 현 시점에 발성장애가 진행하고 있다는 것을 깨닫고 재활의학과와 상의하여 발성과 관련된 치료를 추가적으로 시행 중이다.

결론적으로, 약물치료와 달리 재활치료와 같은 운동치료만으로도 증상을 완화시키거나 도파민의 분비를 촉진시킬 수 있으므로, 증상이 진행된 후 재활치료를 시작하는 것보다 증상이 본격적으로 나타나기 전에 개인환자에 따른 '맞춤형 재활치료 프로그램'을 진행한다면 허니문 기간을 늘릴 수 있을 것으로 추정된다. 무엇보다도 약물에만 의지하는 것보다 재활 프로그램을 함께 시행하는 경우 삶의 질을 더 향상시킬 수 있을 것이다.

나의 고통을 함께 짊어진 고마운 사람들

 2017년 여름 어느 날 큰딸 소인이의 초등학교 시절 몇 년간 과외선생을 하여 우리 집 식구들이 이모선생님이라 부르던 50대 중년 부인이 명문 S대 교수를 은퇴하고 은퇴 즈음에 발생한 파킨슨병으로 수년째 자택에서 자가치료를 하고 있는 오빠와 함께 내원하였다. 나름대로의 치료에도 증상의 호전이 없던 중 같은 병을 가지고도 의사의 일상을 살아가는 나의 이야기를 듣고 나를 만나 투병방법 등에 대하여 얘기를 나누고자 여동생과 함께 방문하였던 것이다.

 얘기를 나누던 중 나는 믿을 수 없는 상황을 들었다. 부인이 현직 고등학교 교사이고 아들은 의사인데 전혀 남편, 아버지를 병원에도 데려가지 않을 뿐 아니라 남편을 돌볼 사람도 없이 집에 방치한 채 여행을 가는 등 불치병이라며 환자를 돌보지 않기에 여동생인 이모선생이 내게 모시고 온 것이었다. 보행도 잘하였고 대화상 인지기능 및 외형상태가 좋아 보여 나의 의견보다는 내 주치의인 이광수 교수의 전문적 치료를 받을 것을 권하고 헤어졌다. 그 후 2년쯤 경과 후 이모선생의 전화를 받았다. 오빠가 돌아가셨다는 것이다. 나를 방문 후에도 가족의 반대로 적절한 병원치료를 받지 못했던 것과 평소 75kg이었던 체중이 돌아가실 때 30kg이었다고 말을 전하며 울음을 터뜨렸다.

이모선생이 오빠를 나에게 모시고 온 후에도 환자는 적정한 치료는 받지 못했으며 오히려 시골의 병든 시어머니께 환자를 보내 병이 악화되어 사망케 되었던 것으로 추정되었다. 파킨슨병 환자 가족의 병에 대한 부정적 사고와 환자의 방치가 빚어 낸 비극적 이야기였다.

가족이 겪는 고통에 대한
대책 마련이 시급하다

 ## 아내의 헌신적인 간병

파킨슨병은 만성질환으로서 처음에는 몸을 못 가누다 시간이 15년 정도 경과하면 약 50%의 환자에서 인지기능 저하 등 치매 소견을 보여 결국에는 정신마저 못 가누게 될 수 있다. 환자의 가족들에게는 이루 말할 수 없는 짐이 될 것이다. 내가 파킨슨병으로 진단되었을 때, 나의 아내가 말을 잊고 울었다고 기술한 바 있다. 이후 병원치료 받는 것 외에 침 치료, 손등 기구고정술과 같은 민간요법 외에 수없이 많은 비병원적 시도를 하였으나 치유의 역사는 일어나지 않았다.

당시 아내의 나이는 50대 후반을 지나 60대 초반으로 접어들고 있었다. 이 기간은 나에게 파킨슨병의 허니문 시기였음에도 불구하고 점차적인 증상 악화와 함께 보행장애 및 몸체의 불안정 상태가 진행되어 평균 2~3일에 한 번씩 넘어졌다. 특히 이러한 일은 근무 중 긴장 상태를 놓치지 말아야 하는 병원에서보다는, 긴장이 풀려서 주의를 덜 기울이게 되는 자택에서 발생하였고, 아내는 자기 몸보다 훨씬 무거운 나를 묵묵히 일으켜주었다.

또한 일상생활에서 해내야 하는 사소하지만 파킨슨병 환자인 나에게는 어려운 일들, 예를 들어 출근 전 와이셔츠 단추를 채우는 것, 신발끈을 매는 것까지 나의 두 손이 되어 주었으며, 근무시간 외의 운전기사 역할까지 해주었다. 아내는 10년이 넘는 오랜 세월 동안 아무런 불평 없이 모든 일들을 감당하였다.

 ## 가족이 겪는 고통에 주목하라

그러나 나는 아내에게 아무런 대책이나 향후 계획을 제시하지 않았다. 아니, 제시할 필요가 없다고 생각했다. 내가 할 수 없는 모든 일들에 대하여 도움을 받는 것을 당연한 것으로 생각하고 고마움을 표하는 일도 드물었다. 그 사이에 아내의 몸은 극도로 망가져 허리, 어깨, 손목, 손가락 관절 등의 통증 때문에 일반 가사활동이 어려울 정도였다.

아내의 이와 같은 육체적 고통은 근무하던 병원이 폐업하게 되어 내가 일터를 잃은 후 극에 달하였다. 왜냐하면 시간이 많아졌음에도 운동 등 자기 몸 관리를 위한 노력을 하지 않고, 내가 신경외과 의사이므로 파킨슨병에 대한 보다 발전된 치료법을 찾기 위해 스스로 노력해야 하는데, 전혀 그러한 의지를 드러내지 않았기 때문이었다. 오히려 아내에게 전적으로 의지하는 상황으로 몰고 가게 되니, 아내의 인내심이 한계에 도달하였던 것 같다. 그러나 솔직하게 고백하자면 나는 상황의 중대함을 느끼지 못하였다.

허니문 기간이 끝난 후부터는 치료에도 불구하고 증상이 조금씩 악화되는 경향을 보여 집에서도 워커 또는 휠체어를 사용하게 되었으며, 아내는 나와 함께 외출할 때마다 무거운 휠체어를 자동차 트렁크에 접어서 넣었다가 빼는 것을 반복하여야 했고, 여자의 몸으로 70kg이 넘는 남편을 일으켜 세우고 부축하는 등 이전보다 더욱 과도한 육체노동을 할 수밖에 없었다.

아내로서는 만성적으로 지속되거나 악화되는 파킨슨병 환자를 지금처럼 계속 간병하는 경우 본인의 노후에도 파킨슨병 환자

신경외과 전문의 파킨슨병 실제 투병기

못지 않은 나쁜 상태가 될 수 있을 것이며 혼자의 힘만으로는 남편의 간병을 감당할 수 없을 것으로 생각하게 되었을 것이다.

이 당시 아내의 심각성을 일깨워 준 사람은 두 딸 특히 큰딸 '소언'이었다. 여러 가지 상황을 종합할 때 아내는 극심한 우울증을 겪고 있는 것으로 보였다. 내가 집에서 통원으로 병원 물리치료를 매일 받기 위한 교통편, 병원과 집을 휠체어로 왕복해줄 수 있는 간병인과 같은 인력 등이 보완되지 않으면 이와 같은 상황을 아내가 혼자 감당해야 할 것이기에, 이에 대한 대책마련이 시급하였다.

복지정책의 도움을 받기 위해
알아두어야 할 일

❶ 단계 ▶ **국가 병원 확진 진단**

코로나 감염 이후 매일 물리치료를 받는 등 보다 적극적인 치료를 시작하게 되자 가족들에게 닥쳐오는 무거운 짐을 덜기 위하여는 누군가의 도움이 절실하였다.

국가의 복지정책이 대표적인 도움의 예이다. 복지정책 수혜 대상자가 되기 위하여(아래 내용은 2023년 10월 26일의 요양급여와 장애 조건과 상황을 근거한 것임) 가장 먼저 요구되는 것이 대학병원같이 3차 병원 신경과의 확진 진단이다.

파킨슨병 환자는 기본적으로 산정특례 환자로 일반환자와 따

신경외과 전문의 파킨슨병 실제 투병기

로 구분하고 있으며, 국민건강보험에서 책정한 약이나 시술료의 10%만 지불하게 되어 있다. 따라서 병원에서 파킨슨병과 관련하여 신경과가 아닌 타과(예를 들면 재활의학과)의 치료나 약물치료를 받는 경우 의사가 발급한 처방전에 파킨슨병이 기술되어 있어야 한다. 진단명이 없으면 다른 비뇨학과나 재활의학과 일반 환자와 똑같이 건강보험 급여의 환자 부담금 30%를 치료비로 지불하여야 한다. 따라서 타과 의사에게 파킨슨병 진단명을 넣어줄 것을 확답받아야 한다.

❷ 단계 ▶ 장애 등급 판정

다음 단계로 필요한 것은 파킨슨병 환자로서 발생된 장애에 대한 공식적인 장애진단서를 받아 공식적인 장애인이 되어야 한다. 신경과, 신경외과, 혹은 재활의학과 주치의로부터 받을 수 있으며, 이 역시 주민센터에 제출하면 국민연금공단에서 심사를 하여 중증 여부를 판단하여 장애등급이 결정된다. 장애 판정받게 되면 주민센터에 장애인 등록을 할 수 있게 되는데 전기세 등 세금에서부터 문화시설 입장료 및 장애인 주차장 사용까지보다 다양한 혜택들을 받게 된다.

또한 재활치료를 위하여 휠체어를 타고 병원을 다녀올 교통편으로 서울시가 장애인들을 위해 복지사업으로 운영하는 '장애인콜'을 이용하면 기본요금 5km에 1,500원으로 10km까지 km당 280원, 10km 초과 시 km당 70원의 저렴한 요금으로 가능하다. 약 5,000원의 적은 금액으로 수도권 근처 웬만한 곳에 휠체어를 탄 채 다닐 수 있을 정도이다. 단점은 차를 선착순으로만 예약이 가능함으로 예약자가 많으면 늦게, 적으면 빨리 배차가 되기 때문에 언제 차를 타게 될지 예상할 수 없다는 것이다.

이와 같은 장애인 전용 콜택시는 매 지방자치기관마다 규모와 조건의 차이는 있으나 교통약자 지원센터라는 이름하에 운용되고 있다.

예를 들어 수원의 경우 경기도를 비롯한 수원시교통약자지원센터가 있어 장애자들에게 특별교통수단을 제공하는데 사전에 이용대상자로서 등록하여야 하며 서류 혹은 면접심사를 받아 대상자가 될 수 있다. 가본료는 10km까지 1,500원, 다음 10에서 16km까지는 5km당 1,000원, 16km 이상은 1km당 500원의 저렴한 이용료를 받는다.

그러나 서울과 달리 수원과 경기도 등 지방 장애인콜은 사전에 소정의 서류를 제출하고 심사를 통과하여 등록된 장애인만 사용이 가능하다. 이들 콜의 운영자들은 장애인콜 사용 전 전화 상담을 강력히 권하였다(수원 콜: 031-253-5525; 경기도 콜: 1666-0420).

❸ 단계 ▶ 장기요양 인정신청

그다음으로는 장기요양 급여자가 되어야 하는데 장기요양 인정신청을 거주지 주민센터를 통해 하면 국민건강보험공단에서 심사를 하여 결정한다. 통상 65세 이상이어야 하지만 파킨슨병 환자로 확진된 경우는 예외로 연령의 제한이 없다.

장기요양 대상자로 인정을 받게 되면 지역 요양센터(예: 광진동 우리부모재가요양센터)를 통하여 한 명의 환자가 한 명의 요양보호사를 신청할 수 있으며 이들은 장애 정도에 따라 하루 3 혹은 4시간에 걸쳐 환자를 휠체어로 병원과 집을 왕복하며 데려다 줄 수 있다. 정해진 시간 내에서 환자를 목욕시켜줄 수 있고 산책이나 가벼운 운동을 시켜줄 수 있다.

환자는 이를 위한 1개월 인건비의 9 내지 14%만 부담하면 된다. 그 밖에도 휠체어, 병원침대, 집에서 사용할 수 있는 장애자 안전시설 등을 국가 보조비로 저렴하게 구입하거나 빌릴 수 있다.

일련의 신청과정들은 매우 복잡할 뿐 아니라, 혜택도 환자의 경제여건 등에 따라 달라지는 등 다양함으로 거주지 주민센터의 복지 담당자나 요양센터의 사회복지사의 설명을 듣고 안내를 받을 것을 권한다.

육체의 짐뿐만 아니라
마음의 상처도 치유해주자

이 모든 일들이 현실로 이루어지자 아내의 남편을 위한 육체
노동의 상당 부분이 해결되었다. 무엇보다 물리치료를 매일 받은
후부터 집에서나 외부에서 넘어지는 사고가 거의 발생하지 않았
다. 물론 육체적 짐을 덜어주는 것만으로는 아내의 마음속 상처
가 치유되지 않을 것이다.

그러나 아내가 가지고 있는 마음속 상처의 치유를 위하여 나
는 최선을 다 할 것이며 10여 년 동안의 아내의 헌신을 감사하는
마음을 최대한 표현하여, 아내가 다시 나를 신뢰할 수 있도록 노
력할 것이다.

내가 우리 집안 가족 간의 역동적 상황을 비교적 자세히 기술
한 것은 파킨슨병 환자를 가족의 일원으로 함께 살아가고 있는

가정에서 흔히 일어날 수 있는 일이라고 생각했기 때문이다.

어떤 질병이든 10년 이상 장기간 지속된다면 이는 모두에게 큰 불행이 아닐 수 없다. 환자는 극도의 스트레스 속에서 본인의 불편함과 고통의 원인을 본인 자신보다 주변 사람들 때문인 것처럼 말하고 행동하는 경우가 흔히 나타나기 시작한다. 최선을 다하고 있던 환자의 가족들도 처음에는 이해하려 노력하지만 결국에는 충돌이 일어나고 만다. 그리고 한번 충돌이 일어나면 보호자는 더 이상의 희생에 대한 보람을 느낄 수 없게 되고, 환자는 본인의 의지를 받쳐줄 기반을 상실하게 되었다고 생각하게 될 것이다.

이러한 충돌을 방지하기 위해서 가장 중요한 것은 환자가 먼저 가족들이 오랜 기간 부담하고 있는 짐과 책임감을 이해하고, 마음의 부담이 마음의 상처로 이어지지 않도록 가족들과 소통하며 함께 노력해야 하는 것이다. 더불어 가족들 또한 환자의 장기간 고통을 이해하고 어려움 및 마음의 상처를 함께 나누는 것이 필요하고 또 중요하다.

이는 환자의 치료와 장기간의 투병에 매우 중요하며, 함께 노력하지 않고 자기중심적으로 이해 받기만을 강요한다면, 가족들은 일관되고 헌신적인 지원 의지를 상실하게 될 것임을 깨달아야 한다. 상대방을 이해하지 못하여 분쟁이 가시화되면 스트레스에 특히 취약한 파킨슨병 환자의 치료와 증상의 회복은 더욱 어려워지기 시작할 것이다.

맺음말

반드시 이루어질 것이라는
믿음의 꿈을 가져라

소위 의사의 파킨슨병에 대한 투병기의 초반 약 15년은 이렇게 막을 내렸다. 투병기를 읽다 보면 의사의 초기 대처방법이나 병에 대한 이해가 일반인과 비교하여 큰 차이가 없어 보인다. 그나마 다행인 것은 2013년 교직 은퇴 후 개업가에 몸담고 있던 2020년까지 허니문 기간이어서 환자진료를 볼 수 있었다는 것이다. 상대적으로 치료법이 계속 발전하여 표적치료, 항암치료 등으로 완치율이 점점 높아지는 암과 비교하였을 때, 치유의 가능성도 없이 증상이 악화되거나 합병증이 발병하여 죽게 되기만을 누워서 기다리는 파킨슨병 환자의 미래가 더 암울한 것처럼 느껴진다.

그러나 파킨슨병 환자로서 살아가는 동안 각가지 새로운 증상들이 발현할지라도 실망하거나 포기하지 말고 이들에 대한 대책을 세워 나타난 증상과 싸워 이기도록 해야 한다.

나의 경우 코로나바이러스COVID-19에 감염되어 극도로 증상(특히 전신증상과 척추변형)이 다시 악화되며 인간 능력의 한계를 깨닫게 된 후 공식적 의료행위 외의 어떠한 노력(치유 기도 포함)도 신뢰하지 않았던 나에게 변화가 일어나기 시작하였다. 하나님께 기도할 때 치유하여 주실 것을 강력히 바라게 되었고 강한 믿음과 신뢰를 갖게 되었다. 이후부터 증상의 회복과 완화가 눈에 띄게 나타났다.

포기하고 증상을 치료하지 않으면 더욱 악화되어 삶의 질이 나빠지게 된다. 이렇게 새로운 증상이 발생할 때마다 적절한 치료를 한다면, 증상이 완화되거나 혹은 완전히 치유될 수 있으므로 새로운 증상이 나타날 때마다 항상 새로운 마음으로 치료하여야 할 것이며 나름 새로운 목표를 갖게 된다. 이와 같은 상황은 없던 증상이 발생할수록 죽음에 가까워지는 대부분의 암질환과 비교될 것이다.

그 밖에 적극적인 삶을 위하여 몇 가지 다른 목표를 갖는 것이 좋다. 먼저, 환자마다 본인의 장애 정도에 맞춰 일종의 소일거리를 갖는 것이 도움이 될 것이다. 나는 첫째 딸 소언이의 적극적인 권유에 의하여 글을 쓰는 것을 택하였지만, 독서, 영화 감상, 그림 그리기 등 개인활동이나, 미술품이나 문화재를 안내하는 봉사활동 등 휠체어에 앉아서도 보람 있는 일을 시도해보라. 영 소일거리를 갖기 어려우면 일주일에 두세 번 병원에서 재활 작업치료를 받는 것이 좋다. 작업치료는 환자의 잠재적 작업능력을 향상시켜 새로운 소일거리를 찾아가는 과정을 통해 목적 있는 삶을 갖게 할 수 있을 것이다. 그러나 반드시 모든 환자들은 하체운동을 포함한 매일의 근육운동 및 재활 물리치료가 기본적으로 반드시 포함되어야 한다.

이 기회를 이용해서 집필을 마치기 전 평소 내가 가지고 있던 불만을 털어놓아야 하겠다. 나의 경우를 보라. 파킨슨병 환자가 아닌 사람도 A4 용지 70쪽에 이르는 에세이를 쓰기가 용이하지 않을 것이다. 불과 수개월 이내에 책 한 권을 쓰는 소위 명의로 일하던 고급인력을 단지 파킨슨병 환자이므로 어느 의료활동이나 의료봉사에도 참여할 기회를 주지 않는 분위기를 성토한다. 나의 투병기에 기술하였듯이 의료활동에 참여함으로써 오히려 파킨슨병의 증상 완화효과를 기대할 수 있다.

마지막으로, 파킨슨병 환자들은 반드시 이루어질 것이라는 믿음의 꿈을 갖길 바란다. 환자가 최선을 다하고 노력하면 실현 가능한 꿈으로서, 환자의 의지 못지않게 가족들의 전폭적인 지원이 없으면 안 될 것이다. 나는 재활치료 중이지만 지팡이 의지한 보행이 가능하게 되면 아내와 함께 이스라엘(가나안 땅) 성지 순례를 갈 꿈을 가지고 있으며 반드시 이루어지도록 하나님께 기도하고 있다.

파킨슨 병의 정체

파킨슨병에서 '파킨슨'은 사람의 이름 중 성이다. 그는 영국인 의학자로서 성명은 제임스 파킨슨James Parkinson이다. 파킨슨은 1817년 세계 최초로 그 당시까지 보고되지 않았던 몇 가지 특징적 신경학적 임상증상을 호소하는 환자들을 'shaking palsy'라는 호칭으로 학계에 보고하였다. 이후 다른 의학자들에 의하여 이와 같은 환자들이 새로운 질환의 환자군임이 확인되었다. 1800년대 중반 신경학계의 거장이었던 프랑스의 샬롯Jean-Martin Charot 박사는 당시 이 질환이 파킨슨의 보고 후 'shaking palsy'라고 불리었으나 'shaking palsy'라는 병명이 본 질환의 다양한 증상을 충분히 반영치 못하므로 'shaking palsy'의 사용을 반대하였다. 대신 질환 최초 발견자의 이름을 사용하여 호칭할 것을 제안하였고 이후 파킨슨병혹은 파킨슨씨병, 파킨슨 질환이라고 불리게 된 것이다.

진단명에 있어 파킨슨증후군Parkinsonian syndrome은 파킨슨

질환(병)과 다른 질병군이다. 차이는 다른 뇌질환을 앓고 있는 환자로서 파킨슨 질환의 증상이 일부 관찰되나 파킨슨병 증상 외에 기존하는 뇌질환(외상성 뇌질환, 뇌졸중, 뇌염 등)의 증상이 관찰되며 이에 대한 별도의 치료를 받아야 한다. 따라서 예후가 파킨슨 질환Idiopathic Parkinson's disease과 비교하여 통상 나쁘다. 따라서 두 질환군의 감별이 요구된다. 파킨슨병은 알츠하이머Alzheimer 질환 다음으로 흔한 뇌의 퇴행성 질환으로서 전 세계에 약 700만 명, 국내에는 10여 만 명이 있을 것으로 추정된다.

본 질환은 뇌의 중앙부에 위치한 흑질substantia nigra 및 중뇌 midbrain에 존재하는 도파민 생성 신경세포에 퇴행성을 일으켜 죽게 함으로써 발생한다. 도파민은 인간의 각종 운동을 시행하고 조절하는 뇌의 각종 운동센터에 운동 외의 기능을 조정하는 뇌신경세포의 신호를 중계하여 운동신호들의 조화를 도모하는 주요 신경전달물질이다. 도파민의 부족은 운동기능 조절의 장애에 의한 전형적인 운동장애를 초래한다. 신경병리상 중뇌의 뇌세포가 반 정도 소실된 후부터 비로소 운동성 증상이 나타난다.

도파민은 또한 뇌의 운동센터와 말초운동신경 간 메시지를 전달함으로써 운동기능의 조절 역할의 큰 부분을 담당한다. 중추신경계란 뇌와 척수 등 신체의 중앙부에 존재하며 신경계의 원심성 신경뇌나 척수로부터 팔, 다리 및 몸통 등 멀리 떨어진 신체기관으로 나가는 신경들을 배출하고, 구심성 신경몸통이나 사지로부터 뇌나 척수로 가는 신경들을 받아들여 체내외에서 발생하는 모든 상황에 적절한 반응을 하도록 하는 신경조절체계이다. 구심성 신경뇌나 척수로 들어가는 신경의 대표적 예가 감각 신경계이며 원심성 신경의 대표적 예가 운동 신경계이다.

파킨슨병의 주 증상은 움직임 관련 운동신경계 증상으로서, 가장 뚜렷한 네 가지 주요 운동증상은 휴식기 진전resting tremor, 떨림, 경직rigidity, 운동불능akinesia 혹은 운동완만bradykinesia, 자세 불안정postural instability이다.

자세히 설명하면 진전은 사지 중 한쪽 부위에서 시작하여 점차 다른 쪽 동일부 또는 다른 팔, 다리, 및 입술과 머리 등으로 확산된다. 강직은 근육의 수축과 이완의 부조화에 의한 톱니바퀴형 강직cogwheel rigidity이 관찰된다. 운동 완만은 근육으로 가는 신호가 느려 발생한다. 또한 보행 및 걸음걸이 어려움walking and gait difficulty을 볼 수 있다.

자세불안정은 자세와 균형 유지능력의 장애로 이들 주요증상 중 가장 환자를 위약하게 하며, 이와 같은 운동신경계 이상은 환자의 실족과 쓰러짐 등 위험을 초래한다. 그 밖에도 뇌간의 중뇌 부위에 퇴행성소견이 발생하면 성대를 포함한 후두와 인두의 근력장애에 의한 발성장애와 연하장애가 나타날 수 있다.

반면 비운동신경계 증상도 관찰된다. 변비와 인지, 감정, 행동, 사고, 감각 및 수면 장애와 소변조절능 저하, 전신적 피곤증과 의욕저하 등 다양한 신경계의 조절능에 문제가 발생한다. 그러나 이 모든 증상이 한 환자에서 모두 발현되는 일은 거의 없으며 발현되었다 하여도 정도의 차이가 있다.

이와 같은 임상증상의 다양성이 파킨슨 질환의 정확한 진단과 다른 뇌질환으로서 파킨슨 증후군을 동반하는 경우와의 감별진단이 어려운 이유이다. 더불어 병증이 환자의 다양한 부위를 침범함으로 신경과 단일과만으로 다양한 증상을 해결할 수 없을 것이다. 환자의 삶의 질Quality of life을 향상시킬 수 없을 것이며 따라서 파킨슨병은 여러 전문분야 간 협진Multidisciplinary management이 필수적이다.

이 질환은 50대 이상의 중노년층에서 흔히 발생한다. 발생률을 보면 인구당 약 0.3%이나 65세 이상의 인구 중 2%, 85세 이상에서는 4%로 연령의 증가와 함께 발생률이 증가하는 것을 볼 수 있다. 본 질환의 임상적 증상의 발생기전이나 다양한 소견들은 파악된 반면 특정 뇌세포에 이러한 병적 퇴행성 변화가 왜 발생하는지 원인은 아직까지 규명되지 않았다. 가족력의 존재 여부는 논문들 간 다르게 보고되고 있다. 몇몇 연구에서 스트레스stress가 신경에 영향을 주어 점차적으로 신경퇴행성 질환을 초래한다고 결론지어 정신의학적 스트레스stress이 파킨슨병의 원인 중 하나로 인식되고 있으나 그 기전은 알려지지 않고 있다Jagadeesan AJ et al., 2017; Swabb DF et al.2005.

특히 상대적으로 젊은 연령층의 파킨슨병 원인으로 상당수의 환자들이 신경독성에 의한 신경퇴행보다는 스트레스stress에 의

한 것이라는 보고도 있다

치료는 제한적이며 주로 질병의 증상을 완화시키는 데 초점을 맞추고 있다. 부족한 도파민의 보충은 도파민을 약물로 제조하여 구강투여 하는 것이나 이상운동 발생 등 약물의 부작용으로 고용량 투여는 어렵다. 수술치료는 뇌실질 내에 전극을 삽입하여 뇌를 자극함으로써 팔, 다리의 진전 등 신체 주변부 증상에는 비교적 유효하나 척추변형 등 신체의 중앙 축에서 발생하는 증상의 치료에는 극히 제한적이다. 관련 뇌세포 퇴행성 변화를 제어할 수 있는 원인치료는 아직 보고되지 않았다.

본 질환은 일반적 관점으로 볼 때 당뇨병과 같은 만성 질환이다. 진단 시 연령, 증상의 진행 속도, 뇌병변의 편측 혹은 양측 여부, 주 증상의 심각성 및 치료제의 효과와 부작용 정도 등에 따라 임상적 중증 정도를 세 가지로 구분할 수 있다. 첫째 운동성 증상이 저명한 경증Mild motor predominant이 49~53%, 둘째 중등증Intermediate이 35~39%, 셋째 확산성 즉 비운동성 증상 등 광범위하게 확대된 증상과 증상의 심각성 및 확산속도, 그 밖에 치료효과와 부작용의 심각성을 보이는 중증Diffuse malignant 인 환자가 9~16%이다. 이들의 평균 생존기간은 각각 20.2, 13.2 그리고 8.1년으로서 환자의 생존율은 증상의 정도에 따르는 것으로 보인다.

파킨슨 질환의 사망률은 일반 인구의 사망률과 비교 시 파킨슨 환자가 노령으로 갈수록 사망률이 증가하여 일반인과 유사한 경향을 보이는 것으로 보고된다. 파킨슨 질환 환자의 가장 흔한 사망 원인은 연하장애로 인한 기도를 통한 이물체 흡인으로 유발되는 흡입성 폐렴과 호흡기계 합병증이거나, 보행의 어려움과 자세 불안정증 등으로 발생할 수 있는 추락이나 실족에 의한 골절 및 뇌-척수 손상 등의 합병증에 의한 것이다.

정리하면 파킨슨 질환의 정체는 인간의 운동을 조절하는 신경전달물질인 도파민을 생산하는 뇌세포들이 정신의학적 스트레스stress 등 뚜렷한 원인 모르게idiopathic; 특발성 퇴행성이 발생하여 점차 진행되는 뇌질환이다. 비교적 노년기에 발생된다. 원인이 밝혀지지 않아 근본적 치료법은 없다. 정상생활을 하던 사람이 얼굴 근육을 포함한 점차 근육의 강직과 느린 움직임 및 보행 장애가 얼굴 외형과 몸자세의 변화와 함께 나타난다. 약물치료에도 불구하고 점차 진행되어 침상생활만 하기에 이르게 될 수 있다. 또한 성대 및 인후부 근육기능 저하에 따른 연하와 발성장애, 그리고 극심한 변비 및 소변조절장애 등 생존기능의 와해가 일어난다. 이와 함께 수면장애 및 인지기능장애와 우울증 등 신경정신과적 문제까지 동반될 수 있다. 파킨슨병은 이와 같이 다양한 신체기능의 총체적 장애상태를 초래할 수 있다.

따라서 파킨슨병의 효과적 치료는 증상에 따른 관련 전문분야들의 종합적 치료로서 증상이 발생하더라도 환자로서 경하게 겪게 함으로써 기본적 생활에 영향이 적도록 도와드리는 것이다.

나의 약함 속에 역사하시는
하나님의 능력

● **기독교 간증**干證

   나는 중학교 시절부터 지난 60년간 오직 한 가지 목표, 훌륭한 의사가 되는 것을 향하여 끊임없이 달려왔다. 열심히 공부한 것도 있지만, 이것을 하나님께서 주신 목표라고 믿었고 중·고등학교 시절 나의 유일한 기도제목은 의대 합격이었다.

   그러나 합격하고 난 뒤 나는 주일 교회 참석 이외에는 의대와 관련된 모임이나 활동에만 집중적으로 관여하였다. 인턴, 레지던트와 전임강사 같은 교원초기에는 바쁜 나머지 교회 출석도 제대로 못 하였다. 40대 중반이 되어서야 삶을 돌아볼 여유가 생겼고, 의사가 되기를 열망했던 어린 시절의 꿈이 슈바이처의 발자취를 따라가기 위한 것이었음을 떠올릴 수 있었다. 그 꿈을 현실로 나타내기 위하여 해외의료선교를 시작하고 약 7년간 매년 시행하였다.

이후 국내에서 척추성형술을 최초로 시행하고, 새로운 수술 테크닉을 소개하며, 명의로 불리기까지 그 행로는 철저히 주님의 인도하심으로 가능하였으나, 직업적 성취 속에서 하나님의 인도하심은 잊고, 인간적 자긍심과 자존심만을 내세우는 우를 범하게 되었다. 그리고 하나님께서는 우연한 사건들을 통하여 이러한 나의 교만을 종종 깨닫게 해주셨다.

크리스천들은 우연이나 기적이라고 불릴 수 있는 일련의 사건들을, 우연이 아닌 하나님께서 주신 메시지 또는 표징으로 해석한다. 나 또한 하나님께서 강렬한 한 방으로 깨우침을 주셨는데 그 사건을 이야기하겠다.

2000년 중반경 나는 매주 토요일마다 성경공부를 하고 있었는데, 하루는 목사님께서 뜬금없이 나에게 질문을 던지셨다.

"장로님, 수술에 하나님이 몇 퍼센트나 관여하신다고 생각합니까?"

나는 한참을 생각하며 주저하다가 70%라고 답하였다. 나머지 30%에는 나의 수술 테크닉과 수술 인력 등 인간적인 요소를 계산해서 넣은, 나름대로 합리적인 답이라고 생각했다.

그러나 이 일이 있은 후 얼마 있지 않아 전에 없었던 수술창 감염이 다수의 수술환자에서 발생하기 시작하였다. 환자에 따라서는 수술창에 농이 나오고 경한 환자는 수술창의 통증이 심해져서 나는 몹시 당혹스러웠다. 원인을 규명해보니 항생제 저항성 세균의 폭발적 출몰break-out이었다.

이러한 악성 수술창 감염은 대학병원같이 강력한 항균제 사용 병원에서 종종 발생하는 일로서, 남들에게는 우연처럼 보일 수도 있었던 일이었으나, 나는 하나님께서 나에게 주시는 일종의 메시지임이 틀림없다고 판단했다. 환자의 수술에서 하나님의 역사하심이 고작 70%라고 말하였던 나의 교만이 얼마나 큰 실언이었는지를 깨닫게 된 것이다. 엄격한 항생제 투여 체계 아래에서도 발생한 항생제 저항성 균에 의한 수술창 감염은 손쉽게 치료되지 않았다.

신경외과 전문의 파킨슨병 실제 투병기

나는 골방에 들어가 눈물로 주님께 사죄의 기도를 드렸다. 하나님의 100% 도움 없이는 나의 최신 수술 테크닉이나 완벽한 계획 따위는 모두 쓸모가 없음을 고백하고, 다시금 나를 낮추고 하나님께 온전히 의지하는 것이 나의 삶의 중심이 되어야 함을 선언하였다. 이 사죄의 기도 후 수술창 감염의 원인을 찾아낼 수 있었으며 대책을 세우자 놀랍게도 발생이 멈추고 환자들의 감염된 창상도 치유되어 정상 봉합되기 시작했다.

우연이라 치부置簿하기에 보이지 않는 손길을 느끼게 하는 사건이었다. 바로 그다음 주말, 성경공부에서 나는 하나님의 수술 관여도는 100%임을 알려 주님의 은혜 없이는 단 1%도 치유될 수 없음을 선언하며 지난 실언을 수정하고, 내가 교만하였음을 간증하였다.

진단 초기에는 내가 파킨슨병 환자라는 것이 실감이 나지 않았으나 이런 저런 증상이 나타나고 삶의 불편함이 더해지자 삶에 회의가 느껴지고 자존감이 점차 무너지기 시작했다. 하나님께 기도도 점차 도전적으로 변하여 갔다. '그렇게 열심히 하나님을 위

해 궂은 일 가리지 않고 해 오던 저에게 너무 심한 것 아닌가요?'
라고.

코로나 감염 후 파킨슨병이 악화되며 말로 표현 못했지만 하나님께 대한 원망이 더욱 가득하였다. 어느 토요일 새벽기도에서 눈물로 파킨슨병의 치유를 간구하던 중 수많은 장면들이 파노라마처럼 눈을 스쳐 지나가는 것이었다. 그 장면들은 놀랍게도 중학교 시절부터 최근까지 죄를 범하고 회개나 사함을 받은 적이 없었던 죄들을 보여주시었다.

그 순간 내가 얼마나 회칠한 무덤 속에서 자만심과 허울 좋은 교만이 가득 찬 종교인으로 살고 있음을 깨닫고 잊었던 죄들 하나 하나 주님께 눈물로 고백하며 회개하였다. 나의 불만은 헛된 교만에서 왔음을 이제야 알게 되다니! 지옥불에 던져질 죄인의 괴수를 파킨슨병을 통하여 구원하여 주심에 감사의 눈물이 한없이 흘러내렸다. "이제는 주님나라에 들어갈 준비가 되었으니 저를 데려가십시오"라고 기도드렸다.

그러나 묵상 중 바울이 몸에 가지고 있던 가시에 대한 고백의 말씀이 기억되었다.

바울은 선교 중 많은 사람들을 치유하고, 심지어는 죽은 자도 예수의 이름으로 살렸다고 성경에 기록되어 있다. 그러나 본인이 갖고 있던 만성질환(간질병으로 추정)으로 고통받고 있었기에, 바울이 치유받기를 하나님께 간구하였을 때(고후 12:9) "내 은혜가 네게 족하다"고 말씀하셨다. 이어 바울은 "나의 능력은 약한 상태에서 온전해질 것이다"라고 고백하였으며, "이는 그리스도의 능력이 내게 머물게 함이라" 하였다.

나는 "약한 상태에서 온전해질 것"이라는 성경 말씀을, "지병에 의하여 내 능력이 약해질지라도, 예수님이 주신 능력으로 나에게 기대하는 역할을 온전히 할 수 있을 것이다"라고 받아들였다. 예수님의 복음을 전하며 이방인 선교사역을 하던 바울에게 주님은 본인의 간구와 달리 지병의 치유를 허락하지 않으셨다. 바울은 병으로 인한 몸의 불편함으로 인해 그리스도의 능력에 더 의지하게 되었으며, 자기 능력에만 의지하여 발생할 한계를 극복함으로써 그의 능력이 더욱 온전하게 된다는 것이다.

이 말씀은 파킨슨병으로 인하여 내가 또 다른 삶을 시작하게 되었다는 것과 일맥상통한다. 주님께서는 바울과 같이 나의 능력

과 의지가 아닌, 온전히 주님의 능력에 기대어 주님 나라의 건설
에 참여하도록 하셨다.

나는 파킨슨병으로 진단되고 허니문 시기가 끝나며 새로운 증
상의 발현 및 점차 악화를 보이던 중, 코로나 감염으로 인한 하지
부전마비의 발생은 나의 육체적, 영적 상태와 이들에 대한 반응
의 변화를 초래하는 계기가 되었다.

회개치 않았던 많은 죄를 깨닫기 전 환자로서보다 의사로서
파킨슨병을 판단하였으며, 의사로서의 자존심이 앞섰기 때문에
치료의 방향을 결정하는 데 나의 주관이 큰 영향을 미쳤다. 무엇
보다도 인간적인 관점으로만 바라보았던 나의 질병은 나의 삶을
점점 더 부정적이게 만들었고, 삶을 어둠으로 몰아넣었다. 나는
어두운 침실에 홀로 누워 하나님께, "지금의 몸 상태로서 주님 나
라의 건설에 어떤 역할을 할 수 있겠습니까? 차라리 이제 그만 하
나님 나라로 부르시는 것이 낫지 않겠습니까?"라고 기도하며 삶
의 의지를 잃어갔다.

그러나 이런 양하지마비 사고가 있은 후에야, 파킨슨병의 실

체를 다른 관점으로 바라보아야 함을 깨닫고, 더 이상 의사가 아닌 환자로서 병을 보게 되었다. 그리고 분명 나를 사랑하시는 하나님께서 그 가운데 나에게 주시는 메시지가 있을 것이라 확신하게 되었다. 이제 그만 하나님 나라로 데려가 달라는 나의 투정에, 주님은 나에게 이렇게 말씀하시는 것 같았다.

"나를 온전히 의지하면 내가 너에게 힘을 주리라. 내가 너의 병을 통하여 나의 목적을 이루고자 한다. 나의 능력을 더하여 너를 온전케 하리라. 내가 너와 함께할 것이다."

변화된 마음으로 나는 능동적으로 치료를 받기 시작하였고, 이를 통하여 얻어지는 증상의 완화로 점차 나의 병에 대한 긍정적 인식이 커졌으며, 정신적으로나 육체적으로 현실을 받아들일 수 있게 되었고, 그 속에서 행복감을 얻으며 살아가고 있다.

성경을 보면, 하나님께서는 오로지 내가 감당할 수 있는 시련만을 주신다는 구절이 있다(고전 10:13). 각 사람의 마음속에는 시련을 받아들일 수 있는 그릇의 크기가 모두 다른데, 하나님께서는 결코 그 그릇이 넘치도록 시련을 주지는 않으신다는 말씀으로 나는 받아들였다. 즉, 하나님께서 나를 불행하게 만들려고, 나를 벌하시려고 이 병을 주신 것이 아니라, 내가 가진 그릇의 크기가 이 병을 받아들이기에 충분하기 때문에, 나를 통하여 하나님의 일에 사용하시기 위함이라는 것이다.

이제는 의사가 아닌 환자로서, 파킨슨병의 실체를 파악하여 환자들에게 육체적, 영적으로 의미 있는 투병생활을 이끌어주는 역할을 주님이 주신 나의 새로운 목적의식으로 인정하고 이에 순종하기로 결심하였다. 지금 읽고 있는 나의 파킨슨병 투병기는 내가 주님의 뜻을 따라 실행하여 이루어진 첫 번째 열매이다.

결과적으로 모태신앙인으로서 그동안 온전한 신앙생활을 하여 왔다 자부하여 왔으나 주님과 진정 동행하는 삶이 되지 못하였으며 죄에서 온전히 자유하지 못하였음을 주님께 자복하고 주님의 긍휼로 감추어졌던 죄들의 사함 얻기를 간절히 기도드린다.

나의 현 상태는 파킨슨병의 허니문 시기가 끝나며 코로나 바이러스에 감염까지 된 후 증상이 악화되었던 상태와 비교할 때 증상이 상당히 완화된 상태이다.

마지막으로 아직까지 나의 간절한 기도제목은 파킨슨병이 완전히 치유됨으로써 안정된 상태에서 이 땅의 주님나라 건설에 여생을 아내와 함께 기여하며 살아가게 되기를 간구드린다.

만선滿善 박춘근의 약력

학력

1976년 2월	가톨릭의대 졸업 의학사
1984년 2월	가톨릭의대 대학원 의학석사
1988년 8월	가톨릭의대 대학원 의학박사

경력

1984년 3월	신경외과 전문의
1984년 3월	가톨릭의대 신경외과 전임강사
1986~1987년	영국 글래스고Glasgow 대학 교환교수
1991년	스위스 취리히 의대 방문교수
1999~2013년	가톨릭의대 신경외과 교수
2003~2007년	가톨릭의대 서울성모병원 신경외과 과장
2006~2012년	가톨릭의대 신경외과 주임교수
2008~2010년	가톨릭의대 서울성모병원 신경외과 과장
2008~2012년	가톨릭의대 서울성모병원 척추센터 소장
2013년~현재	가톨릭의대 신경외과 명예교수
2016~2020년	굿닥터튼튼병원 명예원장

신경외과 전문의 파킨슨병 실제 투병기

학회활동

1984년~현재   대한신경외과학회 정회원

1991~2000년   미국 신경외상학회 정회원

1992~2011년   대한척추신경외과학회 상임이사

1994~1998년   대한신경손상학회 총무이사

1995~1997년   제4차 국제 신경외상학회 서울심포지움 학술위원장

1997~2005년   국제신경외상학회 정회원

1998~2000년   대한신경손상학회 학술이사

2000~2002년   대한신경손상학회 회장

2000~2002년   대한신경외과학회 이사

2002~2004년   대한최소침습척추학회 회장

2004~2009년   대한척추인공관절학회 공동회장

2005~2011년   Spinal Arthroplasty Society국제척추인공관절학회 상임이사

2006~2008년   대한신경외과학회 기획이사

2007~2019년   WFNS세계 신경외과학회연합 Spine Committee척추위원회 부
위원장

2008~2010년   대한신경외과학회 홍보이사

2008년~현재   대한최소침습척추학회 명예회장

2009~2010년   국제척추인공관절학회 회장

2010~2014년   WFNS2013세계 신경외과학회연합 2013서울학술대회 학술위원

회 위원장

2012~2015년 AOSpine Korea 회장

2012~2022년 대한척추신경외과학회 고문

2022년~현재 대한척추신경외과학회 명예회장

상훈

1976년   가톨릭의대 졸업식 동문회장상

1989년   가톨릭의대 대학원 학술상

1992년   가톨릭의대 대학원 학술상

1992년   대한신경외과학회 학술상

2008년   대한신경외과학회 학술상

사회활동

1999~2007년 자동차보험 진료수가분쟁심의회 전문위원

1999~2010년 재단법인 한민족복지재단 운영이사

2000~2006년 대한의사협회 공제회 심사위원

2006~2012년 재단법인 연동복지재단 이사

2002~2010년 건강보험심사평가원 서울지원 전문심사위원

학술 및 사회 외 활동

2004~2022년 연동교회 장로

중요학회활동

박춘근은 2002년 한국최소침습척추학회Korea Minimally Invasive Spine Society: KOMISS를 창립하였다. KOMISS는 척추신경외과학회 산하의 분과학회로서 현존하는 척추관련학회들 중 가장 모범적으로 학회활동이 활발하며 국제학술지에 수많은 논문을 발표하고 있다.

2004년에는 삼성의료원의 정형외과 이종서 교수와 함께 신경외과와 정형외과 척추의사들이 함께 참여하는 한국척추인공관절학회Korea Spine Arthroplasty Society: SAS를 창립하여 신경외과와 정형외과 척추학자들의 교류의 장을 국내 최초로 설립하였을 뿐 아니라, 2009년 1월 SAS Asia-Pacific을 한국에 유치하여 약 20여 개국에서 약 400여 명이 참가하는 국제학술대회를 개최하였다.

2009년 6월 아시아인으로는 최초로 세계척추인공관절학(SAS) 회장으로 선임되어 학술대회를 런던에서 개최하는 등 국제척추학회를 대표하여 활동하였다.

매년 개최되는 KOMISS와 KOSASS한국척추신기술학회: 전신 KOSAS 학술대회 중 발표된 논문 중 KOMISS 최우수논문과 KOSASS 최우수 신경외과논문을 각각 한 편씩 선정하여 박춘근의 학회 창립을 기념하여 만선학술상을 수여한다.

신경외과 전문의

파킨슨병
실제 투병기

초판 1쇄 발행 _ 2024년 7월 25일
초판 2쇄 발행 _ 2024년 10월 10일

지은이 _ 박춘근

펴낸곳 _ 바이북스
펴낸이 _ 윤옥초
책임 편집 _ 김태윤
책임 디자인 _ 이민영

ISBN _ 979-11-5877-377-9 03510

등록 _ 2005. 7. 12 | 제 313-2005-000148호

서울시 영등포구 선유로49길 23 아이에스비즈타워2차 1005호
편집 02)333-0812 | **마케팅** 02)333-9918 | **팩스** 02)333-9960
이메일 bybooks85@gmail.com
블로그 https://blog.naver.com/bybooks85

책값은 뒤표지에 있습니다.

책으로 아름다운 세상을 만듭니다. — 바이북스

미래를 함께 꿈꿀 작가님의 참신한 아이디어나 원고를 기다립니다.
이메일로 접수한 원고는 검토 후 연락드리겠습니다.